南京国医传习所中医讲义

诊断学正科讲义

金少陵 编 陈用崇 整理 刘世峰 参校

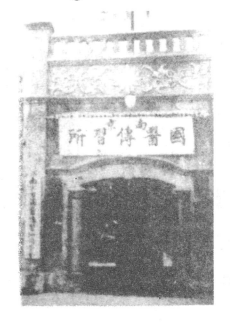

学苑出版社

图书在版编目(CIP)数据

诊断学正科讲义/金少陵编;陈用崇整理;刘世峰参校.
—北京:学苑出版社,2014.2
(南京国医传习所中医讲义)
民国中医药教材
ISBN 978 – 7 – 5077 – 4165 – 0

Ⅰ.①诊… Ⅱ.①金… ②陈… ③刘… Ⅲ.①中医诊断学—教材
Ⅳ.①R241

中国版本图书馆 CIP 数据核字(2014)第 023330 号

审　　订:高振英
责任编辑:付国英　陈　辉
封面设计:周　毅
出版发行:学苑出版社
社　　址:北京市丰台区南方庄 2 号院 1 号楼
邮政编码:100079
网　　址:www.book001.com
电子信箱:xueyuan@ public. bta. net. cn
销售电话:010-67675512、67678944、67601101(邮购)
经　　销:新华书店
印　刷　厂:北京市广内印刷厂
开本尺寸:890×1240　　　1/32
印　　张:5.5
字　　数:100 千字
版　　次:2014 年 3 月北京第 1 版
印　　次:2014 年 3 月北京第 1 次印刷
印　　数:0001—3000 册
定　　价:20.00 元

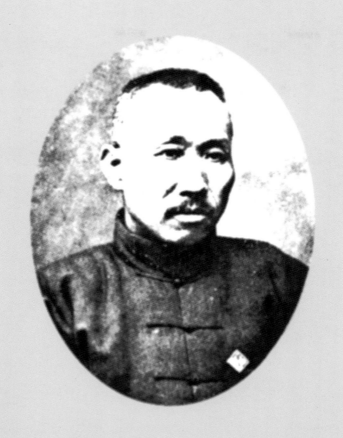

中央国医馆馆长焦易堂

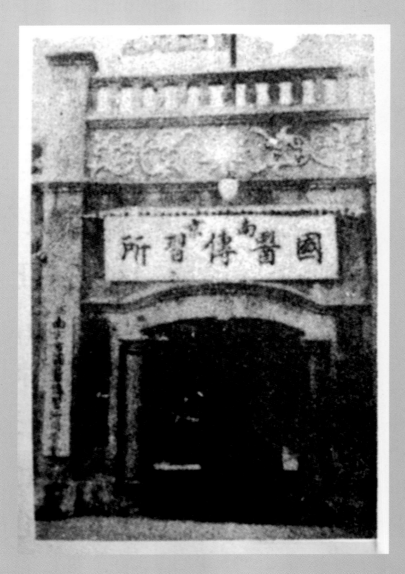

南京市国医传习所

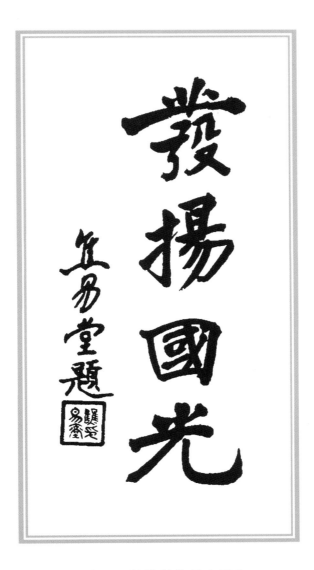

發揚國光

怡易堂題

中央国医馆馆长焦易堂题字

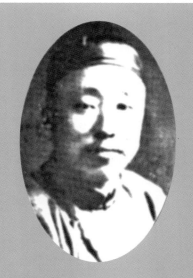

理事长 随翰英

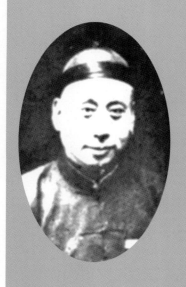

常务理事 朱子黎

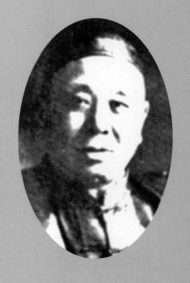

常务理事 杨伯雅

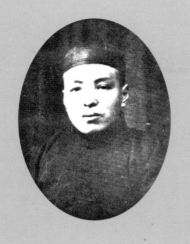

理 事 戴珩苏

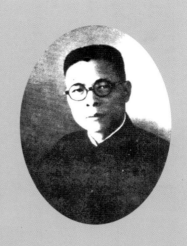

理 事 包农辅

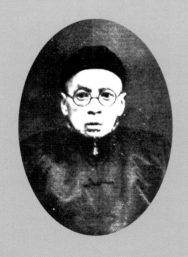

监 事 徐近仁

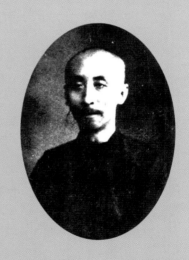

监 事 张简斋

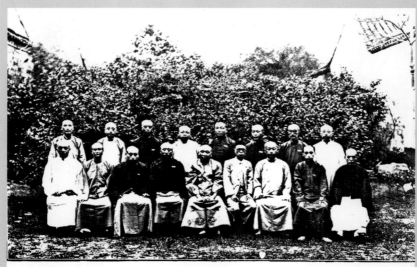

南京市国医公会第一届理事会合影

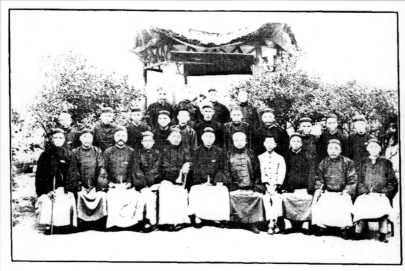

南京市国医公会下关事务所第一届职员合影

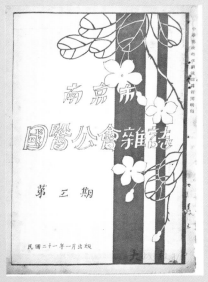

南京市国医公会杂志书影之一

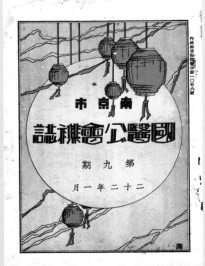

南京市国医公会杂志书影之二

南京市国医公会杂志书影之三

南京市國醫公會雜誌

現代國醫之關鍵　　　　章啓民

一般人心理、以為國醫決不能留存於科學維新的國家、亦決不能適存於文明人類的社會、故前五十年日本明治維新時代、一聞漢法醫學、(國醫)卽抱摧殘觀念、由縣飭而加以排斥之傾向、多方取締、其至有延請漢法醫學者、予以法律上罰金看守等之懲戒、對於其理論的根據及其賤值、尤不欲一顧也、惟此被怙棄之漢法醫學、反潛生滋長其間、所博得社會人士之信仰的地位、仍不亞於自命科學醫學之德醫、且現在其一衆手一投足、皆剌激本國醫者和他國醫者之神經、向之自對於擁法醫學維厭之人、已不復如前之兇矣、反觀吾國趨去及現在的事實、亦可推想於將來、教自民國十八春、中央衛生會議、竟有

言論

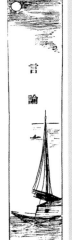

南京市国医公会杂志书影之四

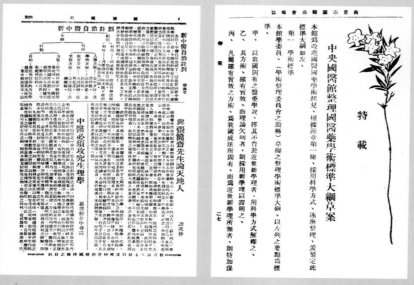

南京市国医公会杂志书影之五　　南京市国医公会杂志书影之六

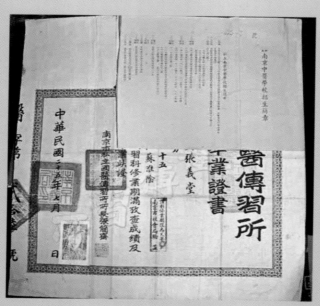

南京市国医传习所招生简章及毕业证

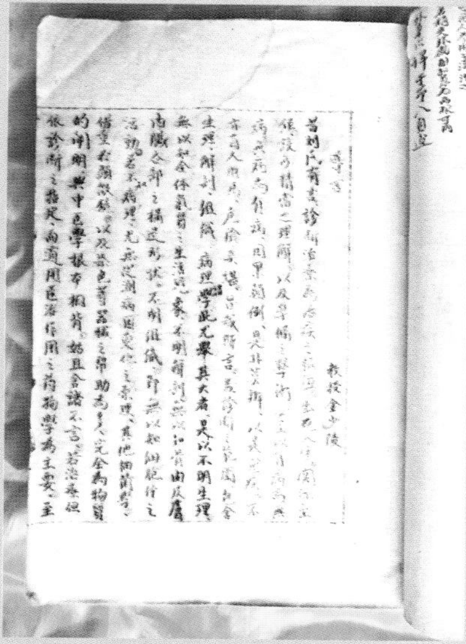
導言

教授 金少陵

《诊断学正科讲义》书影之一

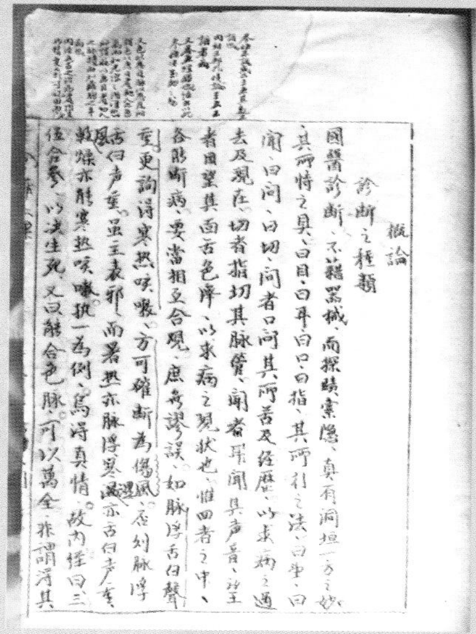
概論

診斷之種類

國醫診斷，不藉器械，而探賾索隱，真有洞垣一方之妙。其所恃之具，曰目，曰耳，曰口，曰指。其所行之法，曰望，曰聞，曰問，曰切。問者口問其所苦及經歷，以求病之過去及現在。切者指切其脈質。聞者耳聞其聲音。望者目望其面舌色澤，以求病之現狀也。惟四者之中，各能斷病，要當相互合觀，庶無謬誤。如脈浮舌白，聲重，更詢得寒熱咳嗽，方可確斷為傷風。

《诊断学正科讲义》书影之二

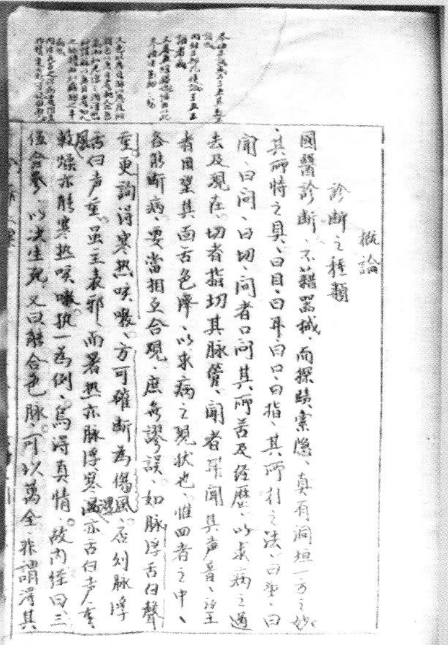
概論

診斷之種類

《诊断学正科讲义》书影之三

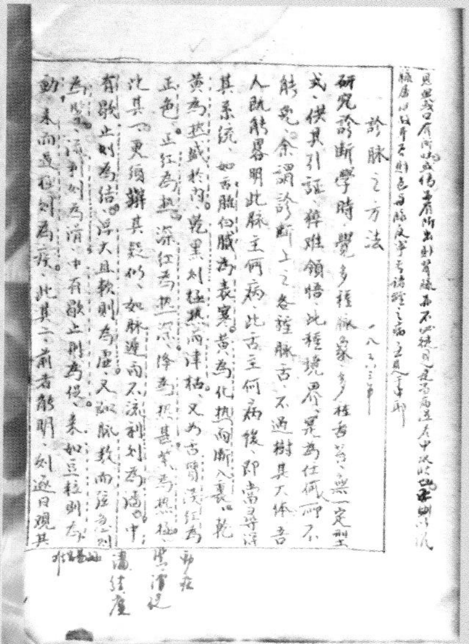
診脈之方法

《诊断学正科讲义》书影之四

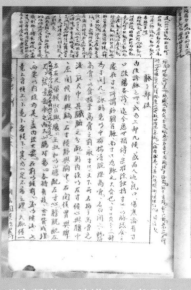

《诊断学正科讲义》书影之五　　《诊断学正科讲义》书影之六

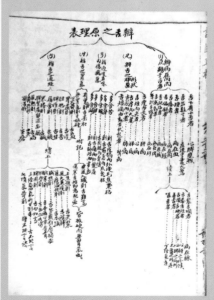

《诊断学正科讲义》书影之七　　《诊断学正科讲义》书影之八

《南京国医传习所中医讲义丛书》

总　序

　　1929 年"废止中医"的提案出笼，促使南京中医界以张简斋、郭受天、张栋梁、随翰英、杨伯雅等人，不顾个人劳苦迅速联络各地中医界人士，积极捐款资助，终于 1933 年筹办了"私立南京国医传习所"（地址：南京门东长生祠一号），为普及中医理论、提高行医水平做出了极大的贡献。

　　自民国三十年初，鉴于中医界萎靡不振之现象，南京国医传习所所长张简斋先生带领国医传习所各科老师统编各科讲义统一教材共 15 种（《解剖生理学正科讲义》、《病理学正科讲义》、《卫生学正科讲义》、《诊断学正科讲义》、《内科学急性传染病篇讲义》、《金匮要略讲义》、《温病学讲义》、《方剂学讲义》、《中国药物学》、《妇科讲义》、《儿科学讲义》、《外科学讲义》、《中国医学史正科讲义》、《内经之研究》、《难经之研究》），确定中医学理论以"太极为第一要义"的科学自然观，提倡"中医科学本位化"，并强调对中医教材编纂标准："中医学术中，如五行生克，五运六气，司天在泉，河图洛书，太极八卦等说，在中国医学上，占有相当地位，惟非初学所能领悟，拟就各家主张，另行专门研究"。这一举措有效地在中医存废抗争中保护了中医，也改变了传统中医一对一的传承方式。

张简斋所长诊务甚忙，但还常到所中兼任"时症"课主教习，教务主任郭受天是南京有名的中医理论家，兼授中医基础课程。同时又在各地聘任教员，都是全国名医与知名学者，如章启民、汪绍生、李克蕙等，以及儿科名医随翰英，妇科名医朱梓清、杨伯雅，外科圣手张栋梁，中西贯通的冯瑞生等，还延聘了梅贻琳等多位知名西医及理化教员在该所兼任教习。南京国医传习所是一所既读中医传统经籍又学习西医知识的中西医结合的中医院校，亦为当时民国首创，所以广受关注。当时有两班，每班各有学生五十余人。一班是五年制本科班，另一班是半日制的在职中医补习班，上课时间约一年。据史料介绍，在国医传习所，无论是哪个班，在授完理论课的后一年或半年，都要到授课的名中医的私人诊所临床实习一年或半年，经考核及格后方予毕业。

1937 年，因日寇侵华，学校被迫停学，至 1946 年复办。对于该校情况及中医讲义，中医界知之甚少。此次陈用崇先生寄来《南京国医传习所中医讲义丛书》（下称《丛书》）书稿，我阅读后知郭受天、金少陵、章启民都是民国中医名家教授，学术思想融贯古今，汇通中西，于民国中医做出巨大贡献。讲义以中医理论为主体，结合近代西医常识及临床实践经验汇总而成。他们亲笔撰著，详细审阅定稿，加之陈用崇先生详细查阅民国各种医书反复推敲考证校对而成，使本丛书与同类书籍相比，质量要高一筹。此套丛书 出版后，在中医理论、病理诊断方面均有益于中医各界人士学习。我想此书一经问世，必将不胫而走，蜚声中外，爰乐为之序。

于　铁

2013.10.11 于大连大学附属中山医院

曹　序

　　回归中医，必须重视经典，而对于诊断学的追本溯源，也必须重新认识四诊八纲的重要意义。回看民国初年的中医教材，其中饱含着更多的中医固有理念，与历代前贤的思想更为接近。

　　金少陵先生编撰的《诊断学正科讲义》是记载一段历史的珍贵文献，其中对脉诊、望色、证候观察论述特别深入细致，而对于西方仪器检查虽然略有涉及，但是绝没有仰望叹服的崇拜，不会一味追求大仪器检查的客观化，变成"照单开药"的推销员，更不会完全忘记了四诊八纲，成为变了味的中医。

　　钱学森先生曾经感慨，为什么我们的教育培养不出大师级的人物？我想，这与统编教材不无关系。现代教育只注重"系统、规范"的"授业教育"，而远离了古人"解惑、传道"的探索精神。蔡元培先生主政北大的教学改革，兼容并包。大师们讲的都是个人研究成果，而不是统编教材。学子们把老师当做榜样，当做先行者，并站在巨人的肩头继续前行，因此，能够不断发现更优秀的大师级人才。散养的马群里才会产生千里马，

岐黄之术自有传承

填鸭式的圈养自然飞不出金凤凰。

中医与西医是两个完全不同的学术体系，一个萌生于中华神州大地，一个诞生在欧罗巴列岛之滨，各自独立发展数千年，于近代相遇在一起。

当工业文明迅猛发展的时候，西方的医学家借助当代的科学成就，迅速更新诊察手段，把画家的解剖图、物理学家的显微镜、爱克斯光，化学家的各种药水，都引入医学领域，使西方的医学诊察手段堂而皇之地仪器化了，并且与洋枪洋炮一起乘着航海大船来到了闭关锁国的东胜神州。

中医作为国医，在华夏大地已经独步医疗舞台数千年，但是，因为这个和传教士一起来的医学体系，中医学固有的技术壁垒逐渐不再坚挺。不少医家改弦更辙，提出了很多革故鼎新的举措，都是为了迎合西风东渐的时代潮流，《医学衷中参西录》已经赶不上时代的步伐，从初期的中西医合流之愿望，到作为祖国医学遗产之整理，中医学经历了强势冲击。

然而，解剖实证、抗菌手术大行其道之后，并不能解决所有的健康问题，生命的复杂性和顽强的自组织能力，呼唤长期被漠视而又擅长"扶正祛邪"的中医。

在各种西医措施用尽，被宣布为"不治"的病例中，中医经常创造出起死回生的奇迹，即使是第一次突袭地球的新瘟疫 SARS、禽流感，中医学也表现出某些西医所无法比拟的优势，使中医学重新找回了自信自立的力量。

回看中医近代坎坷，可以给人深刻的启示，摧而不垮、打而不倒的中医，自有其辉煌的历史底蕴，也有其不可替代的现实作用，更有未来伟大复兴的巨大价值。

建国前的南京，作为当时的首都，聚集着很多中医名流，面对西医学术的巨大冲击，他们迎难而上，依靠深厚的学术素养，与时俱进，编写出在形式上与西医不相上下的各种教材，为新时期的学术传承培养了大批岐黄传人。那时的教材都是初创的"山寨版"，没有国家组织编写，也没有统一印刷发行。但是，由于教材的编写者都是当时的中医名流，不少人属于科举落第的饱学儒士，或者是"废科举兴新学"之时没有找到合适岗位的文化精英，比如章太炎在苏州办国医学院，国医大师朱良春先生等当时就在那里系统学习。他们草创的中医教材，都是上接历史传统，下启建国之后的统编教材，是中医学术传承不可或缺的中间环节，承载着历史发展不能斩断的脉络。

金少陵先生说得好："国医诊断，不藉器械，而探赜索隐，真有洞垣一方之妙。其所恃之具，曰目，曰耳，曰口，曰指；其所引之法，曰望，曰闻，曰问，曰切。问者，口问其所苦及经历，以求病之过去及现在；切者，指切其脉管；闻者，耳闻其声音；望者，目望其面舌色泽，以求病之现状也。惟四者之中，各能断病，要当相互合观，庶无谬误。"

西医的检查只能是参考，而不是必须照着去做的出发点。在西医的检查面前如果放弃了色脉四诊，中医就会变成发现不了目标，评价不了结果的"聋瞽之学"，就会异变为还原论医学的附庸，降低为只是一种治疗手段的二级学科。

也就是说，中医如果废弃了修炼了几千年的四诊八纲，和西医一样只依赖仪器检查，中医自身所追求的"卓然自立"必然无从谈起，中医学的复兴，中华民族伟大复兴的"中国梦"，也难以找到可以实现的途径。

福建陈用崇先生致力于中医学术传承，收集起那个时期散落于民间的珍贵文献，加以校雠，并得到学苑出版社陈辉先生大力支持，使这一珍贵的金少陵《诊断学正科讲义》能够再现人间，广为流传，实在是杏林幸事。

我对中医近现代医学史的研究深有兴趣，但是苦于资料不全，难以了解那个时期的中医生存状态，今天有幸见到这些珍贵文献，实属幸甚，感慨系之，随记所思所想如上，不当之处，请读者先生赐正。

曹东义

2013 年 10 月 21 日

写于求石得玉室

整理说明

　　金少陵先生，自号吴门"冤禽"，1863 年生于苏州，世代习儒，自幼寒窗苦读，勤奋国学，嗣因科举罢废，无意于仕途功名，专心致力于中国医学之研究，为民国知名中医学家，虽年过七旬，他精力充沛，学识经验丰富，先后受聘于南京国医传习所，上海新中国医学院等学校，一生致力于中医教育事业，培养中医人材，为祖国医学的发展传承做出巨大贡献！据何任先生《在上海新中国医学院的求学生活》文章回忆介绍，先生在讲台上已是两鬓如霜了。他一生著作较多，著有《中医基础学》，《内经学辑要》，《病理学讲义》，《中国医学史正科讲义》，《中国药物学》，《温病学讲义》，《诊断学》，《内科学急性传染病篇讲义》等，此次我在学苑出版社陈辉主任支持下整理本人收藏的先生遗作《诊断学正科讲义》，经过多方调查询访都未能收集到先生其遗作及生平行迹，只见南京上海中医大学有馆藏先生著作，所以本人未能更深入研究，不能做更多的介绍给读者，实为一种遗憾。

　　《诊断学正科讲义》是 1933 年先生为南京国医传习

所教学所需而编纂的。按民国《国医学术整理标准大纲草案》以旧有之望闻问切，删去其不合科学原理者，并加近世之器械检查等，以秦氏《诊断学讲义》为底本，集古至清诸医家学说，采取"返博为约"的方法，重新编排写而成。正如他在书中曰："吾国诊断学一科，最为微妙而难知也，仲景有了了难明之叹，故方书论脉愈详而指下愈乱。如二十八脉、奇经、十怪，岂易言哉。盖疾病之有诊断，原树治疗之鹄也。凡治疗必先识病，识病必先施诊断。世有能诊断而用药，或不应者，未有不能诊断而用药亲切奏功者也。然昔之言诊断者，既言奥书繁，似不适合于初学者之便读，少陵有鉴于此，爰撼陈书四言脉参加望、闻、问诊提要，八脉为纲领，而以兼见之脉为条目，并增陵之经验笔记，从流及源，俾初学者有得心应手之妙，不致指下茫茫也"。先生以他丰富的四诊实践经验与中西学说相互参证，主张辨病与辨证相结合，即用现代医学精确诊断，又结合中医辨证论治，为中医诊断学理论的发展与提高作出了重要贡献。

　　本书分导言，上编诊断学概论：分诊断之种类，诊脉之方法，脉之生理，脉之部位，脉之禀赋，脉之变幻，脉之胃气，脉与病机，脉与顺逆，脉与器械，辨舌之原理，辨舌之质苔，辨舌之部位，辨舌之形色，辨舌之根地，辨舌之津液，辨舌之神气，辨舌之状态，辨舌之质本，辨舌之苔垢。又面色之辨别，身形之辨别，声音之辨别，询问之辨别，约三十篇。中编诊断学初阶：甲.切诊提要，乙.色诊提要。丙.舌诊提要。丁.问诊提要。另附小儿验纹按额诊脉篇。下编诊断各论：1.切诊：（甲）二十八脉。（乙）十怪脉。（丙）舌诊白苔二十六种。（丁）黄舌苔十五种。（戊）黑苔舌十种。（巳）灰舌苔十种。（庚）红舌十五种。（辛）紫舌七种。2.（子）问诊：（一）症候：1寒热。2汗。3头。4身。5二便。6饮食。7胸。8聋。9渴。（二）杂项：1年龄。2居处。3性情。4嗜好。5环境。5职业。6经过。（丑）杂病（一）症象：1气粗。2气微弱。3气短。4气喘。5鼻扇。6息高。7息垒。8肩息。9气咽。10颏陷。11颈脉动。12手颤。13抽搐。14脚蹰。15项反折。16戴眼。（二）色泽：1颏黑。2鼻青。3唇黑。4齿枯。5面塵。6甲错。7爪甲白。（三）声音：1呻吟。2呼气。3独语。4声轻。5声重。6声高。7声嘎。另附十绝不治之症。

此次整理《诊断学正科讲义》，以本人收藏的《诊断学正科讲义》油印本进行点校注释，具体处理方式如下：

（1）重新编排目录，使正文内的标题与书前的目录统一。

（2）遵行中医古籍校注通则的要求，对全书加以标点。考虑原书从未出版，对书中如有错误字考证后，直接改正不另说明。

（3）繁体字改为规范的简体字。如"藏府"改作"脏腑"，"濇"改作"涩"，"鞕"改作"硬"，"乾"改作"干"。异体字俗字亦改为通行字。如"襍"改作"杂"。"藉"改作"借"。"急"改作"即"。

（4）底本中以方位词"左"一律改为"下"，不另作说明。

（5）《诊断学正科讲义》油印本书上正文下毛笔手书笔记全书，整理正文后再按相应的正文之下加"笔记"二字，以清眉目，详细可参照书后影印油印本相互对照。

（6）《诊断学正科讲义》繁体竖排油印本，书内分"正文""笔记""少陵按""注"或（1）形式，排列分"正文"，"笔记""少陵按语""注"，在"正文"下标出"按语"二字，以清眉目。如对正文有疑问或补充加本人按语"陈按"二字，以清眉目。

（7）《诊断学正科讲义》书内引用《辨舌指南》原文，在整理过程中，尽量保持原抄本原貌，文字句与通本略有不同用字稍有出入，本书校正后正文一般按原文，如正文下标明（1）"白"字按《辨舌指南》作薄字未改。

在整理过程中，尽量保持原貌，对原书的观点，理论不作任何删改，以民国时期中医文献资料及现代出版的百余种医书核对，如《辨舌指南》《中西脉学讲义》《国医舌诊学》《古今图书集成医部全录》《诊家正眼》

《素问注释汇粹》《灵枢经注释》等做为参校书。本书的整理，得到了大连大学于铁教授、河北赞皇县中医师王树文，潘荣平女士等老师的帮助。在此我向他们表示衷心感谢！如果没有他们的帮助与支持，这本书是无法问世的。

整理者陈用崇

2013.10.13 于福建省永安市红头山书房

目　　录

导　言

金少陵　教授

　　昔刘氏有言，诊断治疗为治疾之枢纽，出死入生，关系至巨。设无精当之理解，以及准备之学术，必至以有病为无病，无病为有病，因果颠倒，是非莫辨，以是愈疾，不亦盲人瞎马，危险奚堪，旨哉斯言。盖诊断之范围，包含生理、解剖、组织、病理诸学。此尤举其大者，是以不明生理，无以知全体气质之生活现象；不明解剖，无以知骨肉皮肤内脏各部之构造形状；不明组织，即无以知细胞体之活动；若不知病理，尤无从测病因变化之原理。其他细菌学，借重于显微镜，以及染色等器械之帮助为多，完全为物质的阐明，与中医学根本相背。姑且舍诸之不言，若治疗但依诊断之指定，而适用医治作用之药物学为主要，至器械之辅助法，虽亦不无偏长足采，然犹难言于今日之中医也，兹言如何为诊断。

　　欲言诊断，当先知何者为不病之平人。简言之，即平人必调和平，无异常之征证，而合于自然状态。犹《内经》所言，合于规矩权衡，然亦可以取释色脉之胃气而言。在西人言疾病之性质，大致分为急性与慢性二种。其言病之种类，有从罹病之器官而言者，例如心脏病、肺病、肠胃病、肾脏病、子宫病、脑病、眼病、耳鼻咽喉病是也。其有不涉全体器质而纯由精神为因者，此又痴呆情愁狂等所由来，皆可用作诊断上之区别。至身体上之病，西说又显别为传染与非传染。属传染者，其病因归于细菌，而治疗则取适应之血清，见证多由实质立论，异于吾国专从体工势力所推测者。然舍最近之细菌发明，大体分类，亦不外乎是《金匮》言："千般疢难，不越三条。一者，经络受邪，入脏腑，为内所因也；二者，四肢九窍，血脉相传，壅塞不通，为外皮肤所中也；三者，房室金刃，虫兽所伤"。观其三因所分，与后之陈无择，以六淫所感为外因，七情为内因，房室金刃兽之等，为不内不外因者，微有差别。且陈说所见，已较《金匮》为进步，《金匮》观察所得，只就身体之病，而遗漏智情意等之精神病，此其缺点也。

总之病变万殊，诊断之法，要难执一，然其大致，终不出既往症之寻问及现症之诊查，然后知其符合某种疾病固有之病的活征，而指定其疾病果属何种者，方及于治疗此征四失论。何谓诊病不审也，吾国诊断法，注重望切问听，以下次第论之，以为应用诊断之基本也。

诊断学笔记

国医之四诊，望、闻、问、切。望闻问以知其外，切脉以知其内；知内证外则病情确切，于是断定为何证也。

西医诊断，曰叩，曰听，曰触，曰视，曰脉搏，曰检温，曰显微镜检查，曰爱克斯光检查。好似无微不至，究其听与叩诊，均是检查身体内部，各种音响，以辨常变，而定病否。与国医之闻，大致相同，然脏腑之中，有体有用，有静有动，而有动者，可得而闻，体而静者，不得而闻也。

脏腑之中心司血液之流行，肺司呼吸之升降，均属动而有声；闻而易得，其多属而无声。闻而难知，是闻症机之功用，亦极简单。视诊与望诊，同一审察各部之形色则其用意，亦增差不远。触诊国医虽无其名，然国医则有按诊，其发病之部位，或痛或不痛，或拒按，或喜按，以辨其有无滞积，不通及虚实气血之殊，亦与触诊相似。至于检温表，在西医用其探温度之高下，以定其势之盛衰。不知此乃呆板死物仅得其真热，而不能辨其虚热与虚寒及真寒假热与真热假寒。按此检温表以定热病，则实热之症，检温表升至一百零五度，为极热。西法则以泻火退炎药服之，外则压以冰霜。与国医之白虎承气汤，犀角黄连之药，固属相近。惟虚之症，肾阴亏损，水亏火盛，水不制火，龙雷之火上升，国医治以大剂补阴，纳虚滋水。《内经》所谓壮水之主，以制阳光。而西医则以一百零五度①为极热，亦认为与实热之

---

① 一百零五度根据华氏度（fahrenheit）换算为摄氏度（华氏度（105 ℉）－32）÷1.8＝（40.5°）

摄氏温度（℃）和华氏温度（℉）之间的换算关系为：

华氏度（℉）＝32＋摄氏度（℃）×1.8，摄氏度（℃）＝（华氏度（℉）－32）÷1.8。

症，同一施治，以内服泻火退炎，外压冰霜，一经投治，其危立至。更有寒极似热，阴极变阳，名曰类白虎证，又曰戴阳症。此孤阳上越，无根失守之火也，外虽极热，内实极寒，以检温表探之，亦升一百零五度。在西医必视同实热之症，治以前法。国医则用引火归原之法，施以四逆汤，或附子理中汤加桂，效如桴鼓。又古有所谓甘温能除大热，亦所谓热因热用。以上三种热症，其热虽同，而实热，虚热，阴虚作热，阳虚作热，则去霄壤，且其治法，亦冰炭悬殊。

戴阳症笔记：火不归元孤阳上越则为戴阳症，其脉必尺弱寸强，或浮大无根。冲气上冲打噎名酸水刺心。有因专心过度而成戴阳症，脉必寸关有力。弦细、细数重按无根，此戴阳症必上下异治，如伤寒之内外异治同，可以人参附子汤治之，若稍夹外感则加葱白两根可内外兼治。

（1）有气海元气亏损，不能固摄下焦气化，致元阳因之浮越，其脉尺弱寸强，浮大无根。

（2）有下焦真阴亏损，元阳无所萦恋而浮越者，其脉象多弦细而数，重按无力。

（3）下焦阴分既亏，而阳分亦微。有不足者，其人上焦常热，下焦间有觉凉之时。

（4）有气之阳大亏，其下焦又积有沉寒固冷，逼迫之阳如火之收藏。而其焰转上窜者，其脉弦迟细弱或两寸浮分似有力。

（5）有因冲气上冲兼胃气上逆，致气海元阳随之浮越者。其脉多弦长有力，右部尤甚，李士材脉诀歌括所谓直上直下也。

（6）有因用心过度，心中生热，牵动少阳相火（即胆肝中所寄之相火），上越且外越者。其脉寸关皆有力，多兼滑象，或脉搏略数。

（7）有因心肺脾胃之阳甚虚，致寒饮停于中焦，且溢于膈上，逼迫心肺脾胃之阳上越兼外越者。其脉多弦迟细弱，六部皆然，又间有浮大而软，按之豁然无根者。

戴阳症现状：面赤、气粗、烦躁不安，或常作泄泻，脉多沉细，间或浮大亦必尺弱寸强，重按无根，此下焦亏寒，孤阳上越之危候，颇类伤寒中阴极似阳证。然阴极似阳，乃内外异致，戴阳证乃上下异致，喻嘉言于此症治法，独推陶节庵立法甚妙，以人参附子等药。收拾阳气，归于下元。而加葱白透表以散外邪，如法用之即愈者。然其法实本仲景，特仲景未明言耳。

假热症：口虽渴而不甚，舌虽干而不燥，即燥而无芒刺裂纹也。

假寒证：手足冰冷，而有时温暖，厥逆力载，有时而安，有时而搐也。

真热假寒：此症身外水冷，身内火炽，发寒发热，战慄不已，反现假寒之象。

真寒假热：此症下部水冷，上部大热渴欲饮水，下喉即吐乃真寒反现假热之象。

上热下寒：上焦火盛，吐酸如涌泉面赤喉痛，上不欲衣，下部冰冷，乃上假热，而下真寒也。

陈按：以上金少陵先生课稿笔记论述中西诊断学，各有所长，我辈中医应取其长，通过四诊合参了解全身症候，从中加以综合分析，找出疾病的发生原因和病理机转，作为疾病辨证论治的依据。

上编　诊断学概论

一、诊断之种类

国医诊断，不藉器械，而探赜索隐，真有洞垣一方之妙。其所恃之具，曰目，曰耳，曰口，曰指；其所引之法，曰望，曰闻，曰问，曰切。问者，口问其所苦及经历，以求病之过去及现在；切者，指切其脉管；闻者，耳闻其声音；望者，目望其面舌色泽，以求病之现状也。惟四者之中，各能断病，要当相互合观，庶无谬误。如脉浮、舌白、声重，更询得寒热咳嗽，方可确断为伤风。否则脉浮、舌白、声重，虽主表邪，而暑热亦脉浮，寒湿亦舌白、声重，风燥亦能寒热咳嗽，执一为例，焉得真情。故《内经》曰："三伍合参，以决生死"①，又曰："能合色脉，可以万全"②。非谓得其片

---

① 三伍合参，以决生死：参伍不调或云三五其数不调也。《内经三部九候论》曰："三五不调者病"。又参五，错综也。经云：以此参伍决生死之分。

② 能合色脉，可以万全：又色以应日，脉以应月。所谓：色以应日者，切人之脉搏，而知脏腑之平病也。《内经》云：古之治病者惟其移精变气，可祝由而已。欲知其要如日月光。何谓祝？呼吸也。何谓由？迁移也。余以祝由二字，即后世"易地疗养"之法。改良其呼吸，受日月之光华。

段，即能尽诊断之能事也。其间亦有参用西医之体温计者，测定热度，颇觉可恃，然要其用，不过测实热而止，若虚寒虚热，往往不确。且有时专恃切脉，亦可测其度数。平人每分钟之脉搏为七十二跃至八十跃，每加八跃，增高华氏一度，故以八十跃为衡。例如八十八跃为九十九度半，九十二跃为一百度，每多符合。是知西医诊断，处处用器械，真如胶柱鼓瑟，刻舟求剑。国医于心领神会中得之，初似缥缈，实较精细。而诊断一科，遂为最难传授之学，非言语所能尽，笔墨所能宣，概可知矣。

笔记

《内经》云："肝与肾脉并至其色苍赤"。当毁病（即失血），不见血已见血，湿若中水也。此言色与脉相反，而详诊病之不同也。试举一例言之，如肝之脉弦，肾之脉沉，则与肝肾脉并至，宜乎肝之色青，肾之色黑，其二色当并见也。今则见其苍，不见其黑，而见其赤，赤者心脏发生之色象也。心生血斯有见血之症象也，心生血焉。何者，肝脉而见脉色，必曾有恚怒，当病毁伤，然见肾之脉沉色，虽赤而必见血也。若赤而不见血，或已曾见血，或口有所吐，或伤，亦有所出，则肾脉亦不必徒见，是当病湿，若中水状也，正以沉脉属水故耳，否则色与脉反，宁者诸经之病互见于中耶。

二、诊脉之方法

研究诊断学时，觉多种脉象，多种舌苔，无一定型式，供其引证，猝难领悟，此种境界，实为任何人所不能免。余谓诊断上之各种脉舌，不过树其大体，吾人既能略明此脉，主何病，此舌主何病后，即当寻得其系统。如舌苔白腻为表寒，黄为化热而渐入里，干黄为热盛于内，干黑则极热而津枯。又如舌质淡红为正色，正红为热，深红为热深，绛为热甚，紫为热极。此其一。更须辨其疑似，如脉迟而不流利则为涩，中有歇止则为结，浮大且软则为虚，又如脉数而弦急则为紧，流利则为滑，中有歇止则为促，来如豆粒则为动，来而过极则为疾。此其二。前者能明，则逐日观其脉舌，可知病情之传变轻剧；后者能明，则临诊观其脉舌，可在病情之隐微显著，实为无法中之捷诀也。至于初临诊时，指下渺茫，舌苔变幻，不能确断病状，则惟一之方，先事细询详问，聆其所言，证以脉舌之象，自然能中肯綮。如病人言咳嗽，观其脉浮苔白则为风寒，脉数舌黄则为燥热，脉细数而舌质红则为阴虚，脉濡滑而苔厚腻则为痰湿，于是疏之清之，养阴温化，无不攸利。积而久之，熟极生巧，虽不问而能测梗概，此国医所以重学术又重经验，以其阅历深也。

笔记

《内经》云："善诊者，察色按脉，先别阴阳，审清浊，而知部分；视喘息，听声音，而知所苦；观权衡规矩，而知病所主。按尺寸，观浮沉滑涩，而知病所生以治；无过于诊，则不失矣"。夫曰察，曰视望也，曰听闻也，曰审问也，曰按切也，此人所皆知，而忽略"观权衡规矩，而知病所主"十字，人以此十字中"视"字作望字解误，即如视喘息之"视"亦有闻之义。观浮沉之"观"字有按字义。苟悟视可通于闻，按可通于观，则知第一观字不是指望明矣。然则权衡规矩果何物耶，即所谓十度也，十度从五诊而来，有五诊乃知十度，望、闻、问、切、观为五诊，而十度则为观诊。《内经》云："形度、骨度、脉度、筋度，何以知其度也"。又云："诊有十度，人度、脉度、脏度、肉度、筋度、俞度。阴阳气盛，人病自具"。又曰："先后阴阳，而持之奇恒之势"。人度即形度，经云："理论人形"是也。脉脏内筋俞，各度只五，而名为十。因脉"经"于络对，筋于骨对，俞于穴对，五而二之，是谓持之，以奇恒之势，是谓揆度之学。故曰："阴阳气盛，人病自然具，以其观权衡规矩故也"。

三、脉之生理

脉者，血之府也。血者，心所主也。脉之所以搏动，动之所以差别，皆本于血行，即皆本于心脏。盖血液周流全身，无时或已，无处不到，其运行本乎心动，其往复出自心脏，谓之血行循环。心脏本体自动，有收

缩性与开张性，因其收缩，心房内压力胜于心室，则三
尖瓣、二尖瓣之尖端分开，血液即自心房挤入于心室，
瓣膜即复其原位，将心房闭锁，使血液不得逆流，还入
于心房，次则心室；血液既盈，室内压力又胜于大动脉
及肺动脉，则半月瓣开放，血即流入于大动脉、肺动脉
中，半月瓣即复其原位，将动脉口闭锁，防止血液逆流
入心。心脏开张，则中瓣而受肺静脉中之血输入，斯时
肺静脉口之脉瓣膜闭锁，所以使血不逆流于肺也。其开
张与收缩，停匀有序，继续不息。大动脉干发自左心
室，分支上行者，缘颈项分布于头部，有颈项动脉。颈
动脉外侧，又各分支由两肩而达于两腕。其下行者，由
脊骨至臂，分二支以达于两脚，各分支，渐分渐细，至
于毛细管分布于全身。从以上各节，乃知心房之弛张，
激血运行，血压增进，遂成脉搏之波动。此波动在大动
脉中最强，达动脉末梢，离心脏渐远，渐次减弱，至头
项两旁左右，两腕左右，两脚等处；动脉，皆有显著之
搏动，乃知以上各处，皆有诊脉，不仅左右两腕地位
也。至于动脉之迟数，关系血液流行之快慢，脉搏之软
硬，关系心脏弛张之强弱，脉波之顿挫，关系心脏瓣膜
之启闭，皆可从此得其梗概。

笔记

脉者，血之管也，载血之器也。躯体内之流汗，不
仅是血，躯体内之管，不仅是脉。因体工之工作必须分
工，故使血不与它流汁相混，而有取乎此载血之脉管，

血为人身最主要之物，脉非最重要之物，自血行脉中，藉此脉管为血流行之路径，而脉乃重要矣。

血在躯体之中，功用不可尽述，其最要者为荣养神经，大脑为知识所从出，苟不得血，则大脑皮萎缩，而知识思想，均不健全。延髓为神经总汇合之区，苟不得血，则神经紧张而项强反折。手所以能握，足所以能行，若有司运动之神经痉挛而振掉，《内经》不言神经，故谓脑与骨髓胆女子胞，同为奇恒之府。此是《内经》未揭明之短处，然《内经》能从体工自然之形态，体会而知其故，为之定例曰："足得血而能步，手得血而能握，目得血而能视"。盖就自然之形态，本所已知，测所未知，结果所得，丝毫不得差误，是故四肢百体，凡有感觉之处，皆血所到之处，血在脉管中行，神经亦即附于血管壁上，神经藉血以为养，血亦藉神经为之调节，此体工之妙用，若一推演，多数不明了之病理等，均可明白如画，诚医学紧要之关键也。

体工之组织，其精妙不可思议者，随在皆是，而其最奇最要者，即是脉。动脉何欲动？血之所以能荣养肌肤四肢百体，不在大脉管内之脉血，而在微丝血管之血。盖大脉管内之血，不过为血行之路径，至血之效用，全在微血管之中，微血管无乎不达，斯无所不养，人身有血之目的，自当在此。故大脉管内之血，非重要部分，假使脉管不动，则不能送血至微血管，而荣养目的不达，此所以必须动也，脉管何以能动，其原动乃在心房，心房一弛一张，脉一动再动（参看脉之生理）。

脉何故动，为血行也，脉动所以血行，非因血行而脉动。竟究何以能动？为心动也。脉之原动力在心，心房震动，随脉之而动，脉非能自动也。脉管壁有纤维神经，此神经能弛张，弛张之原动力在脑。脑为知识所从出，因脉管有纤维神经，然过遍身脉中之血，皆受脑之支配，脉管中之神经，其重要职司，在调节血行，而此神经却藉血为之养，神经得血则缓软，失血则拘急。

病欲在躯壳，则脉之搏动，其地位恒近于皮肤；病若在脏腑，则脉之搏动地位，似乎附骨。此节惟体温起反射则如此，其不关体温反射者否。

脉管之壁膜有弹力，血在脉管力，分量恒微溢于脉管之此斯容。

盖必如此，然后其势力乃可直达于微丝血管。

如此合病症，以言脉象，则胸中有物，指下无疑，可以自喻，可以喻人，非叔和濒湖二人之徒乱人意也！

四、脉之部位

《内经》诊脉之所，或为三部九侯，或为人迎气口。《伤寒论》有寸口．趺阳各诊。迄今历世相传。宗《难经》独持寸口，以脉总会之处在寸口，所谓肺朝百脉，而寸口为脉之大会也。寸口凡分三部，为寸、关、尺。诊时先以中指揣得腕际高骨，名曰关上；既得高骨，以食指于高骨之前，取寸口；又下无名指于高骨之后，取尺中。其脏腑之分配，则《内经》以左寸候心与膻中，左关候肝与膈，右寸候肺与胸中，右关候胃与脾，左右尺俱候与肾与腹。王叔和以小肠配左寸心，膀胱配左尺，大肠配右寸肺，命门、三焦配右尺。李濒湖以大小肠分配左右尺。张景岳承之而大小肠对易，各持有故，言皆成理，而要以《内经》为是。盖《内经》大要，在前以候前，后以候后①上竟上者候上，下竟下者候下②实为一定不易之理。六脉仅一条血管，必分三部于方寸之地以配脏腑，俨若脏腑居于两寸地位，可扪而得，似属不合科学。但征之事实，往往可验。因知以寸关尺候病，乃古圣探造化之精，始能言之，非末学浅识者，所能悟，悟亦非仅剖死质者，所容乱诋也。

笔记

病态论曰："揆度者，节度之谓也"。《经》云："八尺之士，皮肉在此，生可以度切而得之，死可解剖而视之"。解剖之术，只可施于死后，而揆度之术，并能用于生前。揆度其二，即可推知其万。宋仁宗命王为法作铜人针灸图，近揆度也，只俞度而已。扁鹊华佗皆揆度也，秘不告人，皆以为心法也、神秘也。夫恒者，常也；奇者，非常也；不病人之常也，病人之非常也。奇病也，恒不病也；揆度奇恒，审人之病之不病也，即色脉

---

① 前以候前，后以候后：按前曰：广明。后曰：太衝。寸为阳，尺为阴；而两手关前以候形身之前，关后以候形身之后。

② 上竟上者指（胸喉中事）。下竟下者指（少腹腰股膝胫中事。）

合否之谓也，即道在于一也。

即使脏腑之气，合而为一也，能一不病，不能一即病；故揆度奇恒，道在于一（色合五行，脉合阴阳）。望闻问以知其外，切脉以知其内，知内征外，则病情确切，于断定为何，何征也。

脉之部位记斠

大小肠经无明训，其实尺里以候腹；腹者，大小肠膀胱俱在其中。叔和以大肠配于两寸，取其心肺与二肠相表里之义也。频湖以小肠配左尺，大肠配右尺，取其上下分层之义也。张景岳以大肠宜配于左尺，取金水相从之义也。小肠宜配于右尺，以火归火位之义。皆有至理，当以病症相参看。如大便秘结，脉右尺宜实；今右尺反虚，左尺反实，便知人同病。小溲热淋，左尺宜数，今左尺如常，而右尺反数，便知相火炽盛，或两尺如常，而两寸脉虚者，知心移热于小肠，肺移热于大肠。各家之说，俱不可泥。如右肾属火，即曰命门，亦何不可。

病之阴阳

实为阳，热为阳，表为阳；虚为阴，寒为阴，里为阴；寒邪客表为阳中之阴，热邪入里为阴中之阳；寒邪入里为阴中之阴，热邪达表为阳中之阳。如真阴真阳之别又不同，假如脉数无力，虚火喉炎，口燥唇焦，内热便结，气逆上冲，此真阴不足也。若脉大无力，四肢胜息，唇淡口和，肌冷便溏，饮食不化，此真阳不足也。此乃阴阳变化之理，当察其微，则诊而能断矣。

腕脉之诊候，以太阴脉为主。其所以有三部之分者，乃太阴脉太渊至尺泽，其行深浅不同。而各部各有太阴经，厥阴经，少阴经所司，分为三层经气，分三层解剖，有里外中之不同，可明经气之生理。然而有孙脉经输之关系，微于细丝，目不可见，故解剖图仅绘经筋之大概而已，而寸关尺病理之根据，本于荣输关系，其表脉在寸口脉膜上，是以寸口属阳，代表上焦太阴阳明之输会。经输之交，影响于内关脉气在膜中，故关脉兼属阴阳，代表中焦足少阳厥阴。尺脉行于肉中膜下，受骨分筋输之影响，故尺脉属阴，代表下焦足少阴太阳，寸口主表主开，关脉主中枢，尺脉主里主合，此表里中三层经气，乃源于三焦之规律也。因经输，经别，络别，奇经，孙络，种种关系，构成阴阳道路也。

五、脉之至数

健康之人，脉之至数，大约一息五至，每分钟七十至八十至。然亦每随所因而差异之点。

一、年龄：初生婴儿，其脉搏之数，甚不一定，醒时一分钟百四十至，睡时则为九十至一百。至十岁时，尚达至九十至。必十四五岁方与成人无异。迨衰老至六十岁时，乃后复加至八十至。而全健康之老者，脉数常少，平均不逾六十至者，往往见之。

二、男女：女之脉之至数，当较同年男子稍多。

三、身长：身长增加时，其脉之至数，每觉减少。

四、时期：脉之至数，亦如体之随定期而变动，日中数增，入夜减少。在日晡时达最大数，早晨则降至最少数。

五、饮食：食顷与饱食后，或摄取热物之饮食时，此期间脉搏必增加，而不食则减少。

六、运动：身体运动，则周身热度奋发，常使脉数增加，视寻常增至一倍。亦有仅变位置，平卧时脉数则少，端坐起立则增加。重病恢复期之病人，受影响尤著。仅使床上起坐，每见脉著明增进。故欲就切脉以候其至数，仍以仰卧之位置为最宜。

七、精神兴奋：寻常之脉数，每缘精神兴奋而增加，神经系感觉过敏者，尤较健康者受之影响为著。

八、外围温度：外界温度，变化剧甚时，亦影响于脉之至数。如温度上升则脉数增加，温度下降则脉数减少。

以上八者，脉息至数，每有不同，为医者宜随时消息之。

六、脉之禀赋

人之禀赋，各有不同，而脉应之。如血气盛则脉盛，血气衰则脉衰，血气热则脉数，血气寒则脉迟，血气微则脉弱，血气平则脉和。长人脉长，短人脉短。急性人脉急，缓性人脉缓。寡妇室女脉濡弱，婴儿稚子脉滑数。老人脉弱，壮人脉强。男子寸强尺弱，女子尺强寸弱。又有六脉细小同等，谓之六阴；洪大同等，谓之六阳。其他浮沉有得之禀赋者，趾高气扬脉多浮，镇静沉潜脉多沉。又肥人脉沉，瘦人脉浮也。有变于时令者，春夏气升则脉浮，秋冬气降则脉沉也。有因病而致者，病在上在表在腑，则脉浮，在下在里在脏，则脉沉也。推之迟数滑涩大小长短，虚实紧缓，莫不皆然。

七、脉之疑似

医不明脉，固无以治病，而不明真假疑似，又无以别脉，将何从察，元气之虚实，明生死吉凶之机要哉。盖大实有羸状，至虚有盛候，此处一差，生死反掌。为医之难，职是故耳。故持脉之道，先须理会其脉体，又须洞明其常变。凡平人之脉，有素大素小，素阴素阳，此赋自先天，各成一局，常也。邪变之脉，有倏缓倏急，乍进乍退者，此病气骤至，脉随气变也。故诊脉必须先识平脉，而后可察病脉，先识常脉，而后可察变脉。于常脉中可以察人之器局寿夭，于变脉中可以察人之疾病吉凶，此诊家之大要也。浮为在表，沉为在里，数为多热，迟为多寒，弦强为实，细微为虚，是固然矣。然疑似之中，尤当慎辨。为浮虽属表，而凡阴衰血少，中气亏损者，必浮而无力，是浮不可概言表也。沉虽属里，而凡外邪初感之深者，寒束经络，脉不能达，必见沉紧，是沉不可概言里也。数为热，而凡虚损之症，阴阳俱困，气血张皇，虚甚者数愈甚，是数不可概言热也。迟为寒，而凡伤寒初退，余热未清，脉多迟滑，是迟不可概言寒也。弦强类实，而真阴胃气大损，及阴阳关格等症，脉必豁大弦劲，是强不皆实也。微细类虚，而凡痛极气闭，荣卫壅滞不通者，脉必伏匿，是伏未必虚也。由此推之，凡诸脉中皆有疑似，诊能及此，其庶几乎。虽然脉有真假，而实由人见之不真也，脉亦何从假哉。

八、脉之变幻

有是病必有是脉，病证之常也。乃有昨日脉浮，今日变沉。晨间脉缓，夕间脉数。午前脉细，午后脉洪。先时脉紧，后时脉伏，或小病而见微脉，或大病而见平脉，或全无病，而今脉异于昔脉，变态无常，难以拘执。然既有变态，更有变故，惟在善用心者，详询其故，核对于先后所诊之脉之症，则其脉变之由来，及新夹之症，皆洞明矣。苟不详问证之故，但据脉立方，鲜不误也。其次脉因动静而变，故安卧远行，脉行有别，无足深怪。若顷刻之动静，不必远行，即转身起坐五七步间，其脉即见数疾，坐诊之顷，随即平静，即换诊举手平疾必殊，一言一笑，无不变更，此种脉候，非五尸祟气之相干，即真元内脱之明验，惟其内气无主，脏气失治，而后经脉之气，失其根本，无所依据，而瞬忽变幻也。

九、脉与胃气

经曰："脉以胃气为本"。又曰："有胃气则生，无胃气则死"。所称胃气者，意思忻忻，难以形容者是也。故曰："邪气来曰紧而急，谷气来也徐而和"。又曰："脉弱以滑，是有胃气"，命曰易治。脉实以坚，谓之益甚。徐而和者，胃气也。弱而滑者，病脉兼此，亦有胃气也。除此之外，更当注意其有根无根。有根者，重按有脉；无根者，重按即无脉也。凡痨病吐血脉浮，若重诊无脉，乃无根将脱也。一切虚症老病，久病新产，均贵重诊有脉也。大汗者，其脉轻诊弱，重诊强，此里实也。审其当下须下之。若轻诊强，重诊无，则将脱矣。惟浮沉皆得，脉力平缓，乃为愈象。禀赋素弱，及大病新瘥，其脉皆芤而濡，所谓芤而有胃气也。若浮诊强，与沉诊悬绝，乃无根欲脱之候矣。不但劳病久病，即卒厥霍乱等急症，都以有根为贵也。

笔记

四时之脉，和缓为宗，即为有胃气也。万物皆生乎土，久病而带一缓字，是为有胃气，其生可预卜耳。

缓，和缓也。张太素曰："应指和缓往来甚匀"。

杨元操曰："如春初杨柳舞风之象也"，脉之有缓，如权度之有定平星也。

按: 胃气本不可拟,而欲拟以示人,不过拟其略似者耳。昔人拟以依依杨柳,又曰口中吐出重气。总之指下浑浑缓缓无名之可拟者是也。盖廿八俱为病脉一有可拟,便非胃气。而何但人既有病,则脉即可名,安得胃气而察之。然不论浮沉迟数大小,虽值诸病叠见,但于邪脉中稍兼徐和便是胃气,即无害也。夫脉之胃气何气也,以阳之气升于土中者是也,为先天之气物之所赖以生者此也,而人不自知,不自觉,故在指下难取形状便是胃气。经曰脉弱以滑是有胃气。又曰谷气来也徐而和是也。

诊脉之法固当以胃气之取法,前已备言之矣,乃指下浑浑缓缓,其形之可拟者是也。但觉有形,便是六淫之气之阻滞,便可认之为病脉也。惟大小缓急之不同,乃六淫之体性有不足同耳。自无中和胃气大相迳庭,苟以邪为无形,则血气以自通畅流行,乃正气而非邪,何病之有哉。

又下指之时须以胃气为主,此部得中和,此部无病。或云独大独小者,病此言犹未尽善。假如寸关尺三部,有二部皆受邪热,则二部洪盛而一部独小者,得其中和也。今若以小配大不去清二部之热,而来温一部之寒,吾恐抱薪救火而伤其一部中和之脉体,可不损人之天年乎。故诊脉当以胃气为主。

十、脉与病机

脉与病机有二义。一诊脉而知病起伏,一诊脉而知病新久也。何谓知其起伏？有是病即有是脉，脉在病后也。若夫病状未形，血气先乱，则脉在病后，诊脉而可以知将来之必患某病也。如今脉沉，而来势盛，去势衰，可知其明日必变浮也。浮者，病机外出也。今日脉浮，而来势急，去势盛，可知其明日必变沉也。沉者，病机向内也。迟而有力，知必变数；数而少神，知必变迟。服泻药而脉势不减，知来日之必进①；服补药而脉力不增，知来日之必减。此中机括，微乎其微，能明其奥，妙用洞然矣。何谓知其新久？凡伏匿不出之痼疾，身病而脉常不病，酝酿未成之大患，脉病而身常无病。若宿疾而见脉症，则不名伏匿，如湿流关节，风藏骨髓，噎嗝膨胀，瘫痪颠狂，哮喘石瘕等类，皆有症有脉者也。盛氏（启东）以新病之死生，系乎右手之关脉；宿病之死生，主手左尺之关脉。盖新病谷气犹存，胃脉自应和缓，即或因邪鼓大，因虚减小，必须至数分明，按之有力，不至混乱。再参以语言清爽，饮食知味，胃气无伤，虽剧可治。如脉势混乱，至数不明，神昏语错，病气不安，此谓神识无主，苟非大邪瞑眩，岂宜有此？《经》所谓浮而滑者为新病，小以涩为久病。故新病而一时形脱者死，不语者亦死，口开目合手撒，汗喘遗尿，俱不可治。新病虽各部脉亏，细按尚有胃气，治

---

① 知未之必进：腹实尚未化热下之，不但实不下，下而水下则为热，急旁流实益结病，亦增来日脉亦当盛，故曰进。凡汗下后脉静身凉，则为病退。

之可愈。久病而左手关尺软弱，按之有神，可卜精血之未艾，他部虽危，治之可生。若尺中弦紧急数，按之搏指或细小绝者，法在不治。缘病久胃气向衰，又当求其尺脉，为先天之根本也。盛氏（启东）又云："诊得浮脉，要尺内有力，为先天肾水可恃，发表无虞；诊得沉脉，要右关有力，为后天脾胃可凭，攻下无虞"。可与前说互相发明也。

笔记：

久病无脉气绝者死，暴病无脉气郁者可治。《经》云：脉小而涩为久病，脉浮以滑为新病。暴病脉浮洪数实者，顺久病脉微缓软弱者，顺反之为逆。久病忌数脉，暴病而见形脱胍脱者死。

瘫痪脉宜实大，忌沉细。颠狂脉宜实大，亦忌沉细。臌胀脉宜浮大，忌细小。哮喘脉若滑数，有热痰之象，若沉细为冷哮（俗名老风痰），实喘脉实，虚喘脉虚。

风藏骨髓，湿流关节，阴虚而脉弦软。肥人脉濡滑数，右瘕脉涩，外感脉有余，忌阴脉；内伤脉不足，忌阳脉。此大法也。

脉症相反

脉症似反非反，因之而变无伤，极实而有羸状。寒湿脉沉细，极虚而有盛候，脉虚大而无常。病虚脉细，因服寒凉而搏指；阴虚汗出，误服参芪而脉强。伤寒粪秘，脉迟胃实宜下，痛风兼秘无妨。

十一、脉与顺逆

脉之与病，有宜有不宜，不可以不辨。左有病而右痛，右有病而左痛，上病下痛，下病上痛，此为逆，死不可治。如伤寒未得汗，脉浮大为阳，易已；沉小为阴，难已。伤寒已得汗，脉沉小安静为顺，浮大躁疾者逆。然多有发热头痛，而足冷阳缩，尺中迟弱，可用建中和之者。亦有得汗不解，脉浮而大，心下反硬，合用承气攻之者。更有阴尽复阳，厥愈足温，而脉续浮者。苟非深入南阳之宝，乌能知此？迨夫温病热病，热邪亢甚相同，绝无浮紧之脉。观《内经》所云："热病已得汗，而脉尚躁盛，此阴脉之极也，死。其得汗而脉静者，生。热病脉尚躁盛而不得汗者，此阳脉之极也，死。脉躁盛得汗静者，生"。他如温病穰穰大热，脉数盛者生，细小者死；热病汗下后，脉不衰，反躁疾，名阴阳交者，死。历参温热诸病，总以数盛有力为顺，细小无力为逆。得汗后脉不衰，反躁盛，犹逆也。至于时行温疫，天行大头，咸以脉数滑利为顺，沉细虚涩为逆。然湿土之邪内伏，每多左手弦小，右手数盛者，总以辛凉内夺为顺，辛热外散为逆。当知温热时疫，皆热邪内蕴而发，若与表散，如炉冶得鼓铸之力耳。然疫疠虽多，人迎不振，设加之下利足冷，又未可轻许以治也。故昔人谓阴阳俱紧，头痛身热，而下利足冷者死，以少下虚也。至若温毒发斑，谵语发狂等症，总以脉实便闭为可治,脉虚便滑者难治。若斑色紫黑如果实匮,虽便闭能食,便通必随之而逝矣。其狂妄躁渴,昏不知人,下后加呃逆者,此阳去入阴,终不可救。

卒中风口噤,脉缓弱为顺,急实大数者逆。中风不仁,痿躄不遂,脉虚濡缓为顺,紧急疾者逆。中风遗尿盗汗,脉缓弱者为顺,数盛者逆。中风便溺阻涩,脉滑实为顺,虚涩者逆。中寒卒倒,脉沉伏为顺,虚大者逆。中暑自汗,喘乏腹满,遗尿,脉虚弱为顺,躁疾者逆。暑风卒倒,脉微弱为顺,散大者逆。大抵卒中天地之气,无论中风中寒,中暑中暍,总以细小流利为顺,数大坚实为逆,散大涩艰,尤非所宜。不属六淫为然,即气逆、痰厥、食厥、蛔厥,举不外此。盖卒厥暴中,有真气素亏者,脉宜小弱,不宜躁盛。正气犹强者,脉滑大而易治;真气已败者,脉大硬而难医。中恶胸满,则宜紧细微涩,不宜虚大急数。中百药毒,则宜浮大数疾,不宜细微虚涩。内伤劳倦,气口虚大者,为气虚。细弦或涩者,为血虚。若躁疾虚大坚搏,大汗出,发热不止者,死。以里虚不宜复见表气开泄也。内伤饮食,脉来滑盛有力者,为宿食停胃;涩伏模糊者,为寒冷伤脾。霍乱脉伏,为饮食停滞,胃气不行,不可便断为逆,搏大者逆。既吐且利,不宜复见实大也。霍乱止而脉代,为元气暴虚,不能接续,乃心行血,暂失功用之故,不可便断为逆,厥冷迟微者逆。心力已衰,势将暴脱,非温补强心,不能救疗。噎膈呕吐,脉浮滑,大便

润者顺，痰气阻逆，胃气未艾也。弦数紧涩，涎如鸡
清，大便燥结者逆，气血枯竭，痰火郁结也。腹胀，关
部浮大有力为顺，虚小无神者逆。水肿，脉浮大软弱为
顺，涩细虚小者逆；又沉细滑利者，虽危者亦可治，虚
小散涩者不治。臌胀，滑实流利为顺，涩短虚微者逆。
肿胀之脉，虽有浮沉之不同，总以软滑为顺，短涩为
逆。咳嗽，浮软滑利者易已，沉细数坚者难已。久咳，
缓弱为顺，弦急实大者逆。劳嗽骨蒸，虚小缓弱为顺，
坚大涩数者逆，弦细数疾者死。上气喘嗽，脉虚宁宁，
伏匿为顺，坚强搏指者逆，加泻尤甚。上气喘息低昂，
脉浮滑，手足温为顺；脉短濇，四肢寒者逆。上气，脉
散者死，谓其形损故也。

历观上气喘嗽诸例，皆以软弱缓滑为顺，涩数坚大
者逆。盖缓滑则胃气尚存，坚涩则胃气告匮也。肺痿，
脉虚数为顺，短涩者逆，数大实者，亦不易治。肺痈初
起，微数为顺，洪大者逆；已溃，缓滑为顺，短涩者逆。
吐血衄血下血，芤而小弱为顺，弦急实大者逆。汗出若
衄，沉实细小为顺，实大坚疾者逆。吐血，沉小者顺，
坚强者逆。吐血而咳逆上气，芤软者顺，细数者逆，弦
劲者不治。阴血既亡，阳无所附，故脉来芤软。若细数
则阴虚火炎，加以身热不得卧，不久必死。弦劲为胃气
之竭，亦无生理。蓄血，脉弦大可攻为顺；沉涩者逆。
从高跌仆，内有血积，腹胀满，脉坚强可攻为顺；小弱
者逆。破伤发热头痛，浮大滑者顺，沉小涩者逆。肠澼

下白沫，脉沉则生，浮则死；肠澼下脓血，沉小流连者生，数疾坚大身热者死。久痢沉细和滑为顺，浮大弦急者难治。虽沉细小弱，按之无神者不治。肠澼下利，《内经》虽言脉浮身热者死，然初病而兼表邪，常有发热，脉浮，可用建中而愈者，非利久虚阳发露，反见脉浮身热，口噤不食之比。泄泻，脉微小为顺，急疾大数者逆。肠澼泄泻，为肠胃受病，不当复见疾大数坚之脉也。小便淋泌，脉滑疾者易已，涩小者难已。消瘅，脉实，大病久可治；脉悬小坚，病久不可治。消渴，脉数大软滑为顺，细小短浮者逆；又沉小滑为顺，实大坚者逆。目痛头痛，卒视无所见者死，清阳失守，邪火僭逆於上也。其脉浮滑为风痰，上盛可知；短涩为血虚火逆，不治。心腹痛，痛得不息，脉沉细迟小为顺，弦长坚者逆。癥瘕，脉沉实者可治，虚弱者死。疝瘕脉弦者生，虚疾者死。心腹积聚，脉实强和滑为顺，虚弱沉小者逆。癫疾，脉搏大滑久自已，小坚急不治。又癫疾，脉虚滑为顺，涩小者逆。狂疾，脉大实为顺，沉涩者逆。痿痹，脉虚涩者为顺，紧急者逆。䘌蚀阴肛，虚小为顺，坚急者逆。痈疽初起，脉微数缓滑为顺，沉涩坚劲者逆；未溃，洪大为顺，虚涩者逆；溃后，虚迟为顺，数实者逆。肠痈，软滑微数为顺，沉细虚涩者逆。病疮，脉弦强小急，腰脊强，瘛疭，皆不可治，溃后被风多此。痉病，脉浮弦，为阳，沉紧为阴，若牢细紧劲，搏指者不治。妊娠脉宜和滑流连，忌虚涩不调。临月脉宜滑数离经，忌虚迟小弱，牢革尤非所宜。新产，脉缓弱，忌弦紧。带下，脉宜小弱，忌急疾。崩漏，脉宜微弱，忌实大。乳子病热，脉悬小，手足温则生，寒则死。凡崩漏胎产久病，脉宜迟小缓滑为顺，急疾大数者逆。痿痹紧急，或中病脉坚，外病脉涩，汗出脉盛，虚劳脉数，风家脉缓，人瘦脉大而喘，形盛脉微短气，更有伤寒下利而脉不至，脉微厥冷烦躁，脉迟而反消食，与夫人短脉长，人滑脉涩，皆死兆也。金疮出血太多，脉虚微细小为顺，数盛急疾者逆。

　　以上诸例，或载《经》论或摭名言，皆以脉病相符为顺，相反为逆。举此为例，余可类推。

十二、脉与器械

　　西医有脉波计及脉压计两器械，以供切诊之用。但脉学精微之处，全不可见。盖诊脉以神不以迹，断非器械所能测量。许叔微所谓："脉之理幽而难凭，吾意所解，口莫能宣。凡可以形诸笔墨传诸口舌，皆迹象也"。夫以笔载以言传，尚难见真际，乃假此呆板之器械以测脉，乌可能耶？然在初学得之，未始不可引为入门之据，因述如后。脉波计法者，乃于挠骨动脉，以器具描为曲线，而分别其为紧张脉，重复脉，单搏脉，及动脉硬变症各种类是也。据西学说，设常脉及动脉，均有一种不能以指触知之性质，及就脉波计所得之脉，分为上行脚，下行脚，及逆冲隆起，弹力性隆起之脉曲线。此逆冲隆起之发生，由于心室收缩后，动脉收缩，血液因而压榨，其一部向末梢流注，一部则逆流于中枢，血波与既闭之大动脉瓣冲突，复又反射之故。弹力性隆起，则以血液充满，而扩张之动脉管，当回复原状之际，以其弹力而生颤动之故。盖此隆之大小，一则关于动脉距心之远近，二则关于动脉壁之紧张，三则视其弹力性如何。动脉去心愈返者，逆冲隆起愈著而速。弹力性隆起反是，动脉距心脏愈远则愈高。在热性诸病，以高热故，血管为之麻痹，而动脉壁紧张减小，于是逆冲隆起著明，间亦可与指下触知之。脉有知为后搏者，即所谓重复脉，于剧性热病之经久见之。此外，每有见诸大失血后，及患结核病者。热性病人之见重复脉，不独以动脉壁紧张减小之故，而如刺激大失血后，贫血虚脱症，身体衰惫时，均可见之。诸症常见者，为降脚重复脉，而单搏脉亦正不少。动脉硬变性之类，动脉壁弹力减少，弹力性为之不明。甚者逆冲隆起，亦不可见，而呈徐脉，脉曲径上升，较常迟缓，其顶广阔钝圆，徐徐下降。在高度之动脉硬变症，脉曲线之上行脚下行脚，分为升脚隆起，降脚隆起二种。盖以动脉伸展性减少，扩张费时，如大动脉口狭窄，血液难于流入，即流入亦复缓滞，或又如大动脉瓣闭锁不全，及左室之肥大扩张，每收缩时射出大量血液，而脉管扩张，需时过久之类是也，此脉在我国谓之迟脉。疾脉，最多见于大动脉瓣闭锁不全。盖本症当心脏收缩时，自肥大之左室，以强力射出血液于动脉系，故其上行脚，升高极速，曲线顶甚为尖锐，而下行脚，当心脏收缩停止之际，血液急向毛细管，及左室两方逃避，小动脉管收缩极其迅疾，故其下降，亦斜而急。此等脉在我国亦谓之疾脉，又谓之来长去短脉。故脉波计法，乃以脉波之曲线形状，知其动脉血压之比较的强度也。

白解氏更制一种器械，以测人身血压之法，则为脉压计法。吾人于手指触诊上，以贴其心脏部之手指，加一定之压于挠骨动脉，至有防止血液流出于末梢部之程度，则其脉搏之紧张，即心脏收缩的血压，可以测知其大略。但此不得谓正确之法，何者？据水压之法，假全在同一血压，以手指压迫动脉管时，其脉管之大小，乃由手指接触范围之广狭，其抵抗遂生强弱之差，因而误其血压测知。盖脉管大时抵抗大，脉管小时抵抗小也。然白解氏之改良脉压计法，则以所谓液体压字，压迫其管，而连结之于验压器时，无论其脉管之大小，无不知其一定之血压云。

十三、辨舌之原理

舌者，五脏六腑之总使。心开窍于舌，胃咽上接于舌，脾脉挟舌本，肾肝之脉络，亦上系于舌根。是以望舌可测脏腑经络寒热虚实诸病也。

笔记：

屠渐斋云：辨舌欲知脏病，当先观其舌形。如舌瘦而长者，肝病；短而尖者，心病；厚而大者，脾病；圆而小者，肺病；短阔而动，如伏起者，肾病。此大要也，而尤以察胃气为至要。有胃气则舌柔和，无胃气则舌板硬。如中风入脏，则舌难言，伤寒舌短即为死症，皆板硬而无胃气也。其他如过啖五味，内伤脏气，则舌亦现特征。《千金方》云："多食咸则舌脉短而变色，多食苦则舌皮槁而外毛焦枯，多食辛则舌筋急而爪干枯，多食酸则舌肉肥而唇揭，多食甘则舌根痛而外发落"。此五味太过致病，而亦能征之于舌也。

又如舌通各经，内脏有病，无属寒属热，与舌之味觉，亦有特殊征象可辨。如胃虚则舌淡，胆热则舌苦，脾瘅则舌甘，宿食则舌酸，寒胜则舌咸，脾肾虚留湿，亦咸。风热则舌涩，郁热则口臭，凝滞则舌生疮，心火郁则舌出血，上焦热则舌尖裂，风火兼痰则舌胖短，风痰湿热则舌本强，脏热则舌生疮，引唇褐赤。腑寒则舌本缩，口噤唇青。肝壅则舌出血如涌，脾闭则舌白如雪。三经为四气所中，则舌倦不能言；七情气郁，则舌肿不能语。舌下有小舌者，心脾壅热。舌出数寸者，因产后中毒、及大惊。舌肿者，病在血；舌痿者，病在肉；舌偏斜者，病在经；舌缺陷者，病在脏；舌战动者，病在脾；舌纵舌缩者，病在肝；舌裂烂者，病在脉；舌倦舌短者，心肝之症候；舌强舌硬者，心脾之病形；弄舌者，太阴之形症；啮舌者，少阴之气逆。此皆病在内，而显现于舌之见证据也。

辨舌之原理表

辨舌之原理（一）

表
原理
辨舌之原理

（1）辨病在内而反显于舌者
- 舌下有小舌者——心脾蕴热
- 舌出数寸者——严后中毒及大惊
- 舌肿者——病在血
- 舌萎者——病在肉
- 舌偏斜者——病在经
- 舌缺陷者——病在脏
- 舌战动者——病在脾

续上
- 舌纵舌缩者——病在肝
- 舌裂舌烂者——病在脉
- 舌卷舌短者——心肝之症候
- 舌硬舌硬者——心脾之病形
- 弄舌者——太阴之症形
- 啮舌者——少阴气逆

（2）辨舌之形状
- 舌瘦而长者——肝病
- 舌短而尖者——心病
- 舌厚而大者——脾病
- 舌圆而小者——肺病
- 舌短阔而动，为伏起者——肾病

（3）辨过喉五味内伤脏气
- 多食苦——则舌皮稿而外皮毛焦黑枯
- 多食辛——则舌筋急而爪干枯
- 多食酸——舌肉肥而唇揭
- 多食甘——则舌痛而外发落
- 多食咸——则舌脉短而变色

大医精诚 万世师表

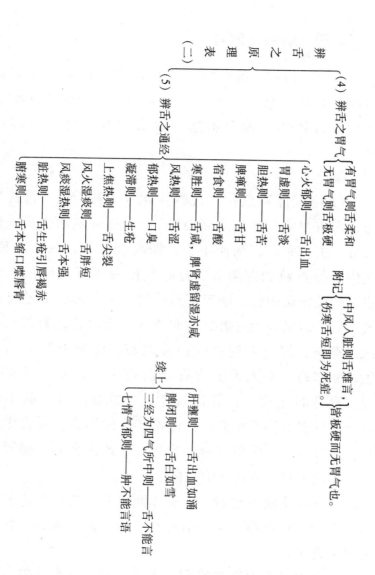

辨舌之原理（表）

(二) 辨舌之通经

(5)

(4) 辨舌之胃气 —— 有胃气则舌柔和 / 无胃气则舌板硬

附记 —— 中风入脏则舌难言，伤寒舌短即为死症。皆板硬而无胃气也。

心火郁则——舌出血
胆热则——舌苦
胃虚则——舌淡
脾瘅则——舌甘
宿食则——舌酸
寒脏则——舌咸，脾肾虚留湿亦咸
风热则——舌涩
郁热则——口臭
凝滞则——生疮
上焦热则——舌尖裂
风火湿痰则——舌胖短
风痰湿热则——舌生疮
肝热则——舌本缩引唇掀赤
腑寒则——舌本缩口噤唇青

续上

肝壅则——舌出血如涌
脾闭则——舌白如雪
三经为四气所中则——舌不能言
七情气郁则——肿不能言

十四、辨舌之质苔

章虚谷曰："观舌质可验其正之阴阳虚实，审苔垢即知其邪之寒热浅深"。《诊家直诀》云："凡察舌须分舌苔舌质。舌苔虽恶，舌质如常，胃气浊秽而已"。

笔记

《形色简摩》云："凡察舌须分舌苔舌质，舌苔虽恶，舌质如常，胃气浊秽而已"。舌苔可刮而去者，属气分，主六府；若刮而不去，即渐侵血分，内连于脏。舌尖上红点粒如细粟者，乃心气挟命火真火而鼓起者也。然此皆属质也。至于苔乃胃气之所薰蒸，五脏皆禀气于胃，故借以诊五脏之寒热虚实。余以舌之有苔，犹地之有苔，湿气上泛而生；舌之苔，胃蒸脾湿上潮而生，故曰苔。平人舌上常有浮白苔一层，或浮黄苔一层。夏月湿土司令，苔每较厚，而微黄，但不满不板滞。其脾胃湿热素重者，往往终年有白厚苔，或舌中灰黄。至有病时，脾胃津液为邪所郁，或因泻利，脾胃气陷，舌反无苔，或比平时较薄。

其胃肾津液不足者，舌多赤而无苔，或舌尖边多红点。若舌中有红路一条，俗称鸡心舌，血液尤虚，此平人之常苔也。

余又尝见舌中心如钱大，光滑无苔，其色淡紫，但常苦遗滑，余无他病。

辨舌之质苔表

辨舌之质苔表

舌之质
- 舌尖红点粒如细粟者——乃真气上攻命火真火数起也。
- 舌边无红苔者——胃肾津液不足也。
- 舌中心多红点，舌中红路一条（即鸡心舌）血液尤虚。
- 舌中心如钱大光滑红色淡红——常苦遗消。
- 通体隐蓝色——瘀血阻胃，胃气消。
- 舌光滑不起较粗——真气不能上潮，血因寒而瘀也。
- 舌可刮而去者——属气分，主六腑。
- 舌不可刮而而去者——渐侵血分，内连脏腑。

舌之苔表
- 浮黄苔或白苔——平人。
- 夏月苔厚黄者——脾胃湿热素甚。
- 通体苔隐蓝，无论何苔色——淤血满布丝血管，属易治。
- 终年有白厚苔或舌中灰黄，至有病时，脾胃津液为邪所郁，或因泻利，脾胃气陷，舌反无苔，或比平人较薄。

（附）：舌质既变当察其色之死活

活
- 细察底里隐隐犹见红，此不过血气之有阻滞，非脏气之败坏也。

死
- 底里全变干晦枯萎，毫无生机，是脏气不至矣，所谓真脏之色也。
- 若败血凝瘀于中，舌必强硬而死也。

又见舌质通体隐隐蓝色，余无他苔，但患胃气痛者，此皆痰血阻于胃，与包络之脉中，使真气不能上潮，故光滑不起软刺，是血因寒而瘀也。

通体隐蓝是浊血满布于微丝血管也。故舌苔无论何色，皆属易治，舌质即变，即当察其色之死活。活者，细察底里，隐隐犹见红活，此不过血气之有阻滞，非脏气之败坏也。死者，底里全变干晦枯萎，毫无生气，是脏气不至矣，所谓真脏之色也。若血败凝瘀于中，舌必强硬而死也，故察舌之吉凶，则关乎舌质也。

十五、辨舌之部位

脉分三部，舌分五部。舌尖，舌中央，舌根，舌傍，舌边是也。

笔记

一曰舌尖，以候上焦心肺之疾。二曰舌中央，以候胃与二肠之疾。三曰舌根，以候肾与二便之疾。四曰舌傍，左以候肝胆之疾，右以候脾肺之疾。五曰舌边，以候三焦膜原两胁之邪。盖以前后分三部，察上中下三焦；复以傍边分二部，察左右二方。与脉之前以候前，后以候后理相一贯。故心有热则舌红生刺，胃有湿则中腻，肾有寒则厚根白滑。肝胆有湿热，则舌傍两条黄腻。三焦有火，或湿温伏邪，则苔纵白而边必红绛。方寸之地，部位分明，不爽毫厘者也。

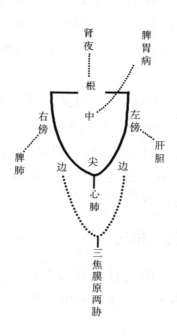

舌之五形候五脏图

十六、辨舌之形色

辨舌须分舌质与舌苔。质为本而苔为标，质测脏而苔测邪（详前笔记）。其形色分列为八，八八错合，变化难穷。

笔记

舌色八者，曰枯白，曰淡白，曰淡红，曰正红，曰绛，曰紫，曰青，曰黑。

岐黄之术自有传承

舌形八者，曰肿胀，曰长大，曰卷缩，曰尖削，曰薄瘦，曰痿皱，曰战弄，曰强硬。

苔色八者，曰白，曰黄，曰灰，曰黑，曰蓝，曰酱，曰热，曰嫩。

苔形八者，曰油滑，曰润腻，曰微薄，曰碎裂，曰芒刺，曰焦斑，曰疮疱，曰透明是也。

夫舌色当红，红不娇艳。其质当泽，泽非光滑。其象当毛，毛无芒刺。必得淡红，上有薄白之苔，方是无病之征。薄白者，胃气也。

十七、辨舌之根地

周澂之云："前人只论有地无地，可以辨热之浮沉虚实，不知有根无根，亦可察中气之存亡也"。

笔记

地者，苔之里一层也。根者，舌苔与舌质之交际也。夫苔者，胃气湿热之所薰蒸也。湿热者，生气也。无苔者，胃阳不能上蒸也，肾阴不能上濡也。苔之有根者，其薄苔必匀匀铺开，紧贴舌面之上；其厚苔，必四围有薄苔铺之，亦紧贴舌上，似从舌里生出，方为有根。若厚苔一片，四围净洁有截，颇似别以一物涂在舌上，不是舌有所自生者，是无根也。此必久病，先有胃气而生苔，继乃胃气告匮，不能接生新苔，而旧苔仍浮于舌面，不能与舌中之气相通，即胃肾之气不能上潮以通于舌也。或饮误服凉药伤阳，热药伤阴，乍见此象者，急救之，犹或可复。若病势缠绵日久，渐见此象，真气已索，无能为矣。常见寒湿内盛之病，舌根一块白厚苔，如久经水浸之形，急用温里，此苔顿退，复生新薄苔，即为生机。亦见寒湿内盛之人，初病舌不见苔，及服温化之药，乃渐生白苔，而由白转黄，而病始愈。又如寒湿在里，误服凉药，呕逆不止，身黄似疸，而舌反无苔，脉象沉细无力，此脾胃气陷之征也。水气凌心，胃阳下陷，忽变无苔，日久变黯紫也。苔亦有内热闭滞，致脾气不行，饮食津液，停积于胃，故舌生苔。若脾气不滞，则饮食运化，津液流通，虽内热未必有苔也。周氏又云：亦有常人胃中夙有冷痰凝血，舌上常见一块，光滑如镜。又凡有痞积及心胃气痛者，舌苔亦多怪异，妇人尤甚。又见病困将死之人，舌心一块厚苔，灰黄滞黯，四面无辅，此阴阳两竭，舌质已枯，本应无苔，而犹有此者，为病中胃强能食，五脏先败，胃气后竭也。或多服人参，无根虚阳，结于胸中，不得迟散，且余熠上蒸，故生此恶苔，甚或气绝之后半月，胸中犹热，气口脉犹动也。尝见一肾阴肾阳大亏之人，舌质紫红，润泽无垢，近舌根生一块黑润厚苔，其苔生紧密黑毛，长二三分，百药罔效。用大剂温填阴，服多剂，黑毛始脱，黑苔亦渐化尽而愈。此肾命大亏，浊阴上竭，而生苔毛，肾得温补，命火上蒸腾，浊渐化也。

十八、辨舌之津液

肾主津液，内溉脏腑。经系舌本，外应病症。故察津液之润燥，可知胃气之盛衰等云。

笔记

察津液之滑涩，可知病气之寒热。其他，如腐腻可辨津液与湿浊，糙黏可辨秽浊与痰涎。此四者，察津液之要纲也。

夫滋润者其常，燥涩者其变。润泽为津液未伤，燥涩为津液已耗。湿症舌润，热症舌燥，此理之常也。舌色红润属表，属阴，属虚，属寒。舌燥有苔属里，属阳，属实，属热。无论润燥，大抵有苔垢者，湿病为多；无苔垢者，热病为多。然亦有湿邪传入血分，气不化津，而反燥者，如热症传入血分，而舌反润。亦有误用燥药，津液被劫，逼迫而上，胃阴不能下济，舌反润者，何报之云："凡脾胃有痰饮水血，则舌多不露燥象，不可误认为寒也。凡舌苔不燥，自觉闷极者，为脾湿盛也"。张石顽云："脾胃有痰饮水血者，舌多不燥，不可因其不燥，而延缓时日致误也。若阴虚夹湿，亦黄而不燥，总宜急即下，但下法微有分别耳"。

凡寒热内夹瘀血者，舌心多黑润，不可误作阴症治。凡舌绛而润为虚热，舌绛而燥为实热。舌绛而光亮，为阴液不足。舌无苔而干燥者，肾脏不足，津液虚极也。舌中心黑厚而干燥者，谓之焙舌，邪传少阴，热甚津枯也。口干舌燥而渴者，少阴病也。舌上苔津液干燥，毒邪传里也。舌白者，阳气虚不能化津液上润也。白而干者，津液已枯，虽有表邪，宜作里治。舌黄燥，下利不渴，胸中实，下不止者，死症也。腹满口干，舌燥者，肠间有水气也。润滑若黄色苔者，为太阴寒化也。焦燥不渴者，阴液枯槁也。舌苔黄燥，若足冷脉沉，非纯阳症，切忌硝黄。无病舌红而涸，偶见红心点者，将欲发黄也。凡干燥之舌，皆属热毒亢甚，胃阴欲竭之势，切忌温燥淡渗伤阴之品，必须以存阴为先。若燥而垢者，痰毒甚也；燥而黄者，胃热极也；燥而黑者，热极而阴竭也。全苔黄黑积滞，或干燥裂坼芒刺者，实热也，宜清凉之。苔黑而燥，为痰结胸；苔黑而润，为虚寒夹湿；灰黑苔，为湿食停滞。若初病发热胸闷，遍舌黑色而润，外无险恶形状，此胸膈素有伏痰也。久病舌起烟煤，为胃虚阴涸，亦有舌无苔，而有如烟煤隐隐者，不渴肢寒。如口渴烦热而燥者，平时胃燥也。舌黑，望之虽燥而生刺，但渴不多饮，或不渴，其边或有白滑，其舌本淡而润者，属真寒假热。舌心并无黑苔，而舌苔有黑色而燥者，热在下焦。舌本无苔，惟舌尖黑燥，为心火自焚，不可救也。大抵辨舌之法，不论黄白灰黑，先宜区分燥润，及刮试坚松，以定肠胃津液之虚实。若无苔而舌色变幻，多属心肾虚症，或胆肝风火症，甚则脏腑绝证，此润燥之辨也。

滑者津足，扪之而湿；涩者津乏，扪之且涩。滑为寒，寒有上下内外之分；涩为热，热有表里虚实之辨。滑苔者，主寒主湿也，有因外寒而滑者，有因内寒而滑者。全舌淡白滑嫩，无点无裂缝，无余苔者，虚寒痰凝也。如邪初入里，全舌白滑而浮腻者，寒滞中宫，胃阳衰也。若舌全白，而有花点裂积沙等苔者，真热假寒也。白滑者，有风寒湿也；滑而腻者，湿与痰也；滑腻而厚者，湿痰与寒也；惟薄白如无，则虚寒也。但滑腻不白者，寒湿与痰也；两条滑腻者，非内停湿食，即痰饮停胃也。白浮滑薄苔，刮去即还者，太阳表症受寒邪也。白浮滑而腻带涨，刮之有净有不净者，邪在半表半里，少阳症也。舌上白苔而腻滑，咳逆短气者，痰饮也。咳而口中有津液，舌上苔滑者，肺寒也。舌上无苔而冷滑者，少阴中寒也。脏结，舌上白苔滑者，难治也。舌色淡红，苔薄而滑者，内寒也。舌色深红，苔厚而滑者，外寒也。苔黄而滑，目黄头汗齐颈而还，小便不利者，必发黄也。舌黑而滑者，水极似火也。黑舌俱系危症，惟冷而滑如淡墨然者，乃无根虚火，可以化痰降火治之。若黄苔光滑，乃无形湿热，中虚之象也。若夫涩为热，苔薄而涩，舌淡红者，虚热也；苔厚而涩，舌深赤者，实热也。苔白而涩，热渐入里也；苔转黄腻，深入胃也。苔白粗涩，兼有碎点，裂纹之苔，白干焦燥满苔，刮不脱，或脱而不净者，刮去垢腻后，底子仍留污质腻涩，不见鲜红，皆里热结实也。又有白苔在舌，如面上敷粉，刮之多诟，其白色与舌为两物，是实热也。若舌苔干涩如雪者，脾热也。舌赤明润，苔厚燥涩者，形气病气俱有余。舌淡红枯暗，苔薄冷滑者，形气病气俱不足。舌干口渴，苔不滑而涩者，邪传厥阴也。总之口干者，舌汁少也。舌干涩者，五脏内津液少也。

凡病舌先干而后润者轻，舌先润而后干枯者重。此滑涩之辨也。

腐者无迹，拭之即去，为正气将欲化邪；腻者有形，揩之不去，为秽浊盘踞中宫。腐者，如腐渣，如腐筋，如豆腐堆铺者，其边厚为阳有余，能鼓胃中浊气上升，故有此象。腻者中心稍厚，其边则薄，无毛孔，无颗粒，如以光滑之物，刮去者，亦有刮而不脱，满积而干，而舌本尚罩一层黏液，此谓厚腻之常苔，为阳气被阴邪所抑，必有浊湿痰饮食积，瘀血顽痰为病，宜宣化。一为阳气所余，一为阳气被抑。盖厚腐之苔无寒症，由胃阳上蒸，浊气上达，故苔腐厚，忌用温燥宣化之剂，尤忌发表，宜清降导下。或中有直槽，气虚不能运化之故，宜补气，不得因苔色尚白而温表之，宣燥之，犯之必变灰暗，不可不知也。厚腐虽由胃中腐浊上泛，然犹有脓腐霉腐之别。如舌上生脓腐，苔白带淡红，粘厚如疮脓，凡内痈多现此苔。肺痈及下疳结毒多白腐，胃痈多黄腐，肝痈多灰紫腐。若霉腐满舌，生白衣为霉苔，或生糜点如饭粒状，谓之口糜。此由胃体腐败，津液悉化为浊腐，蒸腾而上，循食道上泛于咽喉，继则满舌，直至唇齿上下颚，皆有糜点，其病必不治矣。苔黄而腻，为痰热湿热；黄腻而垢，为湿痰初结，腐气不利，及食滞；滑厚而腻，为热未盛，结未定，宜清下之。黄腐苔如豆渣炒黄堆铺者，下症也。

白滑而腻者，湿浊与痰也；滑腻厚者，湿痰与寒也。滑腻不白为湿痰；两条滑腻，非内停湿滞，即痰饮停胃。舌苔黑而湿滑者，脏结症也。故曰：腐者无迹，揩之即去，为正气将欲化邪；腻者有形，揩之不去，为秽浊盘踞中宫。此腐腻之辨也。

糙者，秽浊也；黏者，痰涎也。苔白如糙石糙手者，此燥伤胃汁，不能润舌，肾气不能上达之候。亦有清气被抑，不能生津者，如舌苔黄黑相间，如锅焦黄色，摸之刺手，看之不泽，如胃被津液焦灼，舌干口燥之候。然亦有阳气为阴邪所阻，不能上蒸而化津液者，当以脉证分别断之。

凡黄苔有质地而起浊腐兼粘者，邪已结里，黄浊愈甚，则入里愈深，热邪愈结，焦黄则热甚，宜下之。平人舌上有粘黑苔垢，拭之不净，经久不退，且口甜气秽，便是胃脘发痈之候，亦宜下之。若津液如常，口不燥渴，身发热而苔白滑。迨寒化热，则舌苔不滑而枯，以热耗津液，糙者津液已燥也。若舌燥而苔渐厚，是邪热入胃，挟浊饮而化火也，此时已不辨滋味矣。迨厚苔而转黄粘，邪热化火，已入阳明胃腑。若热甚失治，津液渐枯，则舌苔黑色，胃火已甚也。若擦去厚苔而舌底红色，火灼津液亏也。皆表邪传里，津液多少之变，此糙黏之辨也。

十九、辨舌之神气

何廉臣曰："舌色如硃柿，或如锦面，或如去膜腰子，或敛束如栗子肉，或干枯细长，而有直纹透舌尖者，此病皆棘手也"。

笔记

有舌质已枯，生气将绝，而舌质上向反罩一层苔色，洁白似雪花片，呆白如豆腐渣，或如嚼碎饭粒，皖白兼青枯，白而起糜点，视其舌边舌底，必皆干晦枯萎，一无神气，乃舌质之坏，脏气绝也，病必不治。

余以黑舌连地，灰黯无神，此其本源已绝，死无疑矣。若舌心焦黑，质地红活，未必皆为死证。阳实者，消其胃火，火退自愈。亦有元气大损而阴邪独见者，其舌亦干焦，此肾中水火俱亏，原非实热之证。但察其神气脉色，自有虚实可凭，而从补从清，反如冰炭矣。故凡焦黑干涩者，尚有非实火之证，再若青黑少神而润滑不燥者，则无非水乘火位，虚寒证也。若误认为火，苦寒一投，则余烬随灭矣。凡见此者，但详求脉证神气，以定寒热虚实，亦不可以其焦黑断热，言清火也。姑将舌之神气，分淡浓，深浅，荣枯，老嫩四者述之如下：

岐黄之术自有传承

辨舌

神

气

表

（一）表

老嫩
　老
　嫩

荣枯
　荣
　枯

[红：舌枯小卷短（焦紫）。肝肾阴涸速死。舌心（干绛而老）。胃热灼心（舌尖绛干）。心火上炎。]

[黄：（老黄）胃阳旺盛。（牙黄）胃浊气佫升。（无孔）谓之臓苔，中焦有痰也。（黄如腊腻）湿温痰滞。（裹心纸色）（黄而兼灰青）初仿风胃抑郁也。（炒积壳色）]

[杂：（腐厚堆起）腐质之气上逆，湿温化热之站。传阳明之候。——舌质坚敛而苍老，不论苔色自黄灰色，病多属实。]

[红：（舌圆大碎嫩红润）心经虚热。舌质浮胖不拘（灰黑黄白，兼妖嫩）属虚症。]

[白：（舌光白薄，且红而柔嫩）仍润实燥者，数滓津竭也。（淡红嫩红）温邪轻症，微寒发热，口润甚者。]

[黄：（嫩黄）（由白而变黄）然抹之若润者，亡血液也。]

[荣者有光彩也。凡病皆有（润）（明润）——（荣润）津足也。（舌润）胃气尚存。]

[红：（红活鲜明）为生。无沦黄白灰黑，刮之（红润华荣）（舌质有光者。]

[枯者，无精神凶（枯干）（舌质无光无体）全无神气者，诸病皆凶。病初起而舌（干者）津液内竭。]

视里面（枯干）（舌质无光无体）

[紫：（紫暗）者，瘀血内蓄也。]

[白：（白苔）望之若润，扪之燥而白者，气虚偏津也。]

辨
　　舌
　　　表
　　神
　　气
　（二）

深浅
　　深
　　浅

淡浓
　　浓
　　淡

深为实邪〔红:(深赤)实热。(深红)为太过。色如(猪肝者)龙雷之火上升。(火熔则舌尖起刺。

火亢甚舌中焦刺也。)(深紫)为血热。(紫)为克火。(赤)为火之甚(阴润)或赤

或亢为生。(赤兼黑)为热极。〕

〔青:(深青厚腻)者实寒。(深青)为瘀血疼痛者为火热。〔(赤兼黑)为热极。〕

〔黄:(深黄厚腻)者为实热。〕

浅为虚〔红:(浅赤)者为火热。〔(赤兼黑)为不及。〕

〔青:(浅青)虚寒。(晦暗)者,瘀痛轻当死。〕

〔黄:(浅黄)虚寒(晦暗)者,虽病轻当死。〕

神
红:(淡红)心虚,血分虚寒。(或淡晦无神)淡红无苔微似黄白苔者,气燥不化液也。(淡红

其心虚血少者,气分寒水也。(白而发纹)者,多湿(兼青)者寒深。

舌色多(淡红)或淡晦无神,中有瘩为者,阴结元气虚也。〕

气
红:(红而浓)气血虚津也。(浓者,绛也。)舌尖红者,心火上炎。舌根(绛)者,血热内瘀。

(通绛无苔)者,反似有苔粘腻,血热内又兼移浊也。(舌绛而无苔)亦属阴虚,更有病后

舌(光亮无苔)者,或舌底临干而不饮冷,此肾水亏极也。(绛而深紫晦者)肝肾内竭也。(紫而兼

者,热伤阴液也。中脘有瘀血。(紫而兼黑)者——(转黑)络瘀化毒,血液枯

润。(黑幼烨烨煤)者,(吸烟者多有之)系胃燥。(舌光黑者)肾水凌心也。〕

何谓淡浓？舌色本红，淡红者，血虚也。淡红无苔，反微似黄白者，气燥不化液也。淡红兼青者，血分虚寒也。妇人子宫冷者，舌色亦多青。胎初死腹中，舌亦见发青（有验有不验）。

若平素有痰，必有舌苔，其心虚血少者，舌色多淡红，或淡晦无神，邪陷多危。若舌质淡红无苔，邪初入阴分也。红而浓者，气不化津也。舌质淡红无苔，中有直沟（亦名中沟槽也）如刀背印成者，阴津元气皆虚也。舌淡白者，气分寒有水，白而发纹者多湿，淡白而青者寒深。淡黑者，气血虚寒。红之浓者，绛也。舌尖绛者，心火上炎也；舌根绛者，血热内烁也。通绛无苔，反似有苔黏腻者，血热又兼秽浊也；若绛而无苔，亦属阴虚；更有病后绛舌，如镜发亮而光，或舌底嗌干而不饮冷，此肾水亏极也。若绛而深紫而干晦者，肝肾内竭也；紫而浓者，热伤阴液也；紫润而暗者，中脘有瘀也；紫而转黑者，络瘀化毒，血液枯涸也。舌本无苔，隐隐若掺烟煤者，若兼之烦渴，乃平素胃燥之舌也，吸烟者多有之。不渴而肢冷者，为阴症也。舌光黑苔者，肾水凌心也。

何谓深浅？诸色深者邪实，诸色浅者正虚。赤为热，赤之深者为实热，赤之浅者为虚热。青为寒，青之深者实寒，青之浅者虚寒。舌明润而或赤或青则生，枯晦之浅者虽病轻而当死。舌赤者，心之正色也。赤者火之色，干红火至甚也。赤黑相杂，则为紫色，水克火也。火少甚则舌尖起刺，火之焰也；火亢甚，则舌中焦刺。深赤者，为太过。若砱红喜热，热饮者，龙雷之火上炎也。浅红者，为不及。深而紫者，血乃热。深青者，瘀血疼痛。深赤而黑者，热极。深黄腻厚者，大热也。浅黄腻薄者，微热也。

　　何谓荣枯？荣者，有光彩也，凡病皆吉；枯者，无精神也，凡病皆凶。荣润则津足，干枯则津乏。荣者谓有神，神也者，灵动精爽，红活鲜明，得之则生，失之则死。明润而有血色者生，枯暗而无血色者死。凡舌质有光有体，不论黄白灰黑，刮之而里面红润，神气荣华者，诸病皆吉。若舌质无光无体，不拘有苔无苔，视之里面枯干，神气全无者，诸病皆凶。凡病初起舌即干者，津竭可知；病久而舌犹润者，胃气尚存。望之若干，扪之却润，其色鲜红者，湿热蒸浊也；色紫而暗者，瘀血内蓄也。望之若润，扪之却燥，其苔白厚者，气浊痰凝也。白苔而薄者，气虚伤津也。

　　何谓老嫩？凡舌质坚敛而苍老，不论苔色白黄灰黑，病多属实；舌质浮胖兼娇嫩，不拘苔色灰黑黄白，病多属虚。舌圆大碎嫩，其质红润者，皆属心经虚热，病尚可治；舌枯小卷短，其质焦紫者，皆属肝肾阴涸，病多速死。若舌本无苔，而舌反光薄，且红白柔嫩，宛如新生，望之若有津唾，抹之燥涸殆甚者，此因妄汗吐下，是亡血液所致，虽不板硬，亦死，不治。若舌红色柔嫩，望之似润，而实干燥者，数行汗下，津液告竭

岐黄之术自有传承

也，病多不治。如淡红嫩红，白中带红，是温邪之轻症，初起微寒，继则发热不已，口渴甚者是也。舌心绛干而老，乃胃热上灼心营。舌尖绛干，乃心火上炎。余如黄苔，亦有老嫩之不同。老黄色为胃阳旺盛之候，若厚腐堆起，此胃中饮食消化，腐质之气上达之候，为湿温化热之始，如湿热传入阳明之候，黄如炒枳壳色，为胃阳盛极，阳盛阴虚之候，胃气欲伤，胃汁干槁，故苔如枳壳炒过状，以其苔色干枯不润泽也。嫩黄色者，由白而变为黄，乃胃阳于醒之吉兆也，为饮食消化，腐浊初生也；牙黄色者，为胃中腐浊之气始升也；牙黄无孔，谓之腻苔，中焦有痰也。裱心纸色，苔虽黄而兼灰青，此伤风初候，或阳明抑郁，则苔无正色，当舒气化郁。黄如粟米，颗粒分明，此为胃阳太旺，胃热之候；黄如蜡敷，湿温痰滞之候。

二十、辨舌之状态

舌之状态，最显者，为软、硬、胀、瘪、战、痿、歪斜、伸缩、吐弄，数者此辨脏腑经络之寒热虚实，病之可治不可治也。

笔记

软者，痿柔也，气液自滋。硬者，强硬也，脉络失养。有胃气则舌柔和，无胃气则舌板硬。舌柔者，柔而不能动也。舌红痿软难言者，心脾虚也，心清语塞。舌软无力难言者，营卫不足也。软而淡红者，宜补气血；

深红者，宜凉气血；赤红者，宜清凉脏腑；紫红者，宜寒凉攻泻；鲜红灼红者，宜滋阴降火；绛红而光痿软者，阴亏已极，不治之症也。

舌痿软黄燥，腹满不得睡，将发黄也。声乱音嘶，舌痿声不得前者，因误发其汗也。

舌痿人中满唇反者，脾经气绝也。在病后乏力之时，舌亦痿软不能言，养胃益阴则自复也。

舌强硬者，如木舌、重舌、肿舌、大舌之类，皆脏腑俱热，而心经尤为热极也。

舌忽肿而不硬者，木舌也。舌肿满口，溢出如猪胞，气息不得通，硬如木舌者，血壅气滞也。舌本硬者，厥阴病也。红而强硬失言者，死候也。

凡红舌强硬，为脏腑实热已极，或燥火内伏，误服温药，则舌根亦强硬，不能言语；或时疫直入三阴，皆里症实热，舌边四围红色，中间至根有干硬黑色，如有长小舌，其上有刺者，热毒坚结大肠也。有痰者，舌灰胖而硬，宜豁痰。亦有白苔干硬，如砂皮者，俗名水晶舌，此邪热在表时，津液已干燥，后虽入胃不能变黄，宜下之，下后白苔润泽者生。凡疫症如积粉，此火极水化，若误认为寒，妄投温燥，其苔愈厚，津液愈耗，水不上升，二火煎熬，变白为黑，其坚硬似铁，其厚似甲，敲之戛戛有声，言语不清，非舌卷也，专用甘寒，以充津。

大抵湿暑热症，舌硬不语，下症为治。杂症舌强硬，胃气将绝也。

如中风入脏，则舌难言。伤寒舌短，亦为死症。皆板硬无胃气也。

凡板硬之舌，不论何色，不治者多。

有苔硬如石，如茧裂，为龟纹，刮之不去，在舌心者可治，满舌如是者不治。

胀者，浮而肿大也，或水浸或痰溢，或温热上蕴；瘪者，薄而瘦小也，或心虚，或血微，或内热消肉。舌肿胀者，病在血；舌赤胀大口满者，心胃之热也。

舌赤肿满不得息者，心经热甚血壅也；舌肿大者，或因热毒，或因药毒也；唇舌紫黯青肿者，中毒也；舌紫肿厚者，酒毒上壅，心火炎上也，或饮冷酒，壅遏其热也。舌紫短团圝者，食滞中宫而又热传厥阴也，宜即下之。如神志清爽，舌胀大不能出口者，此属脾湿，胃热郁极化风化痰，毒涎口也，邪在脾胃，唇口亦肿也。如肿大不能出口，神不清者，病在心脾两脏也。更须参辨苔色，如苔色白滑黑滑者，多由水气浸淫。黄腻满布者，由湿热郁而化毒。白腻黄腻者，痰浊相搏，上溢为胀也；舌黄胀大满口者，乃胃腐湿热蕴结不消也。舌红胀大满口者，乃心胃俱有热毒也。

红舌胀出口外不舔者，热毒乘心也。舌瘪者，亦薄瘦也。舌肉属心脾，心脾虚则舌瘪瘦也，亦须辨其苔色。舌淡红，嫩红者，心血不足也；紫绛灼红者，内热之动风也；舌干绛，甚则紫暗，如猪肝色者，皆心肝血枯也；舌紫枯瘪，形为猪肝色，绝无津液，乃不治症也。

舌质不赤，中黄无苔枯瘦，乃过汗，津枯血燥，死症也；舌红干瘪不能言者，亦死症也；舌红干瘪能言者，因证治之，或可救也。舌战者，舌颤掉不安也。舌红而战动难言者，心脾虚也，汗多亡阳有之。舌挺出振战者，多见于酒客湿热病，神经衰弱者。大抵舌战由于气虚者，蠕蠕微动；由于肝风者，习习煽动。更宜参之舌色，如舌色淡红而战者，气血俱虚也；嫩红而动战者，血虚液亏也；鲜红而战者，血液亏，肝风内动也；紫红而动者，肝脏热毒动风也。舌软而不能动也，为舌神经麻痹所致，有暴久之分。如暴痿多由于热灼，故常见于红干之舌。如深红者，宜清凉气血。紫红者，宜泄肝热，通府气。鲜红，宜滋阴降火；色淡者，宜补气血。若病久，舌色绛而萎软者，阴亏已极，津气不能分布于舌，本为不治歪邪也，斜偏一边，痉痹与偏枯常见，当再辨其色。若色紫红势急者，由肝风发痉，宜熄风镇痉；色淡红势缓者，由中风偏枯。若舌偏斜语塞，口眼歪斜，半身不遂者，偏风也。舌偏向左边者，左瘫；舌偏向右边者，右痪，宜补气舒筋，通俗化痰。舒者，伸也。伸而无力者，气虚也，宜补中。欲伸如绵吊者，经脉不和，非燥即寒也。热病，舌难伸者出，伸则频振，语言不清者，正气虚弱之阴症；舌出不收，不能语者，心绝也；舌伸长面红烦躁，口渴溺赤者，心经有热也。舌形坚干，伸出似有褶纹者，气盛有火也；若形松润，如绵侵中者，气虚有湿也；舌常欲伸出口外者，心有热痰，舌肿胀也；常以舌舐唇者，胃热而唇燥也。舌伸出长而尖者，热未盛，宜透邪；伸出圆长而平者，热已甚极，宜清热。舌伸圆短不能出齿外，热已盛极，速当泻火。舌绛欲伸出而抵齿，难骤伸者，痰阻舌根，内有肝风也。

伸而常舐唇者，脾燥也。红舐者，全舌必紫而兼瘀，脏腑为疫毒内攻，逼迫心经，所以舌出口外，时动不止，或舔上下唇左右口角，或舌舐之鼻尖不等，皆宜苦寒清热泻腑也。偶时伸出弄舌者，中蛇毒；伸出又收者，痰涎上壅也。若发热口噤，临死舌出数寸者，此女劳复阳气虚极者也。阴阳易，舌出数寸者，死证也。但舌出数寸者，又有产后中毒与大惊之候也，据证治之，犹可生也。小儿病，舌出不能收者，心气散也，不治。缩者，卷短也。凡因病缩短，不能伸长者，同为危证邪陷三阴，皆有此证。如邪客于少阴，则舌卷而短；客于少阳之络，令人喉痛舌卷，口干心烦；客阳明之经，其病支痛，转筋舌卷，客厥络等，则舌卷唇青，卵上缩。凡舌短囊缩者，属热极；舌短囊不缩者，属虚寒；舌短而胖者，属痰湿；舌短缩者，厥阴有热。有热外证心目直视，男子囊缩，女子乳缩，乃脏热极而肝血竭也。舌伸长而收缓者，为吐舌，乃心脾积热，水不上济。舌微出而即收者，为弄舌，属心脾亏损，兼有微热。若心热亢盛，肾阴不能上制，所以舌望外舒，肝火助焰，风主动摇，胃热相煽，舌难存放，故舌如蛇舐，左右上下，伸缩动摇，谓之弄舌。

《小儿总微论》弄舌者其症有二分述如下：

一、心热——心系舌本，热则舌本干涩而紧，故时时吐动舒缓之。

二、脾热——脾络连舌，亦干而紧，时时吐动舒缓之，皆欲饮水，因心热发渴，脾热则津液耗。二证虽分饮相似，惟心热面赤，睡即口中气热，时时烦躁，喜冷咬牙，治宜耗心经之热。脾热身面微黄，大便稠硬，赤黄色，治宜微导之，不可用凉药，又不可用下药。若误下之，则脾胃虚，津液耗，又如五心烦热，面黄肌瘦，变为疳症。

二十一、辨舌之质本

舌生点刺，舌生瓣晕，舌生星斑，舌生裂纹，及舌中凹如剥去，舌生凹块，均为认察舌质之纲要。

笔记

凡舌点凹而起瘰者，枭毒内伏也；凹而缺陷者，脏形萎顿也。苔点如粞者，内有虫蚀也；若苔现槟榔纹，隐隐有点者，亦属虫蚀也。亦有红舌中，更有红点如虫碎之状者，热毒炽盛也。若舌绛碎而有黄腐点者，此温热邪火蕴久不宣，蒸腐气血，化为瘀浊。香岩云：若舌绛而有碎点白黄者，当生疳也，黄连，金汁皆可用，即此症也；满舌起红点坟起者，心火燔灼也。若舌紫肿而大红点者，乃热毒乘心；舌红而有大红点者，营热甚也。苔白而带黑者点，亦胃热也。舌苔青蓝杂色，如斑如点者，此疫疠秽邪也。舌本不红苔滑者，为虚寒；舌本赤而干燥者，为实热。面赤舌红，舌边有一点紫泡如黄豆大，或舌边缺曲如锯齿者，在左（属肝胆）者重，右者轻，在中间者更轻。舌赤起紫泡者，心经热极也。又有舌根白苔极厚，如水泡形，而两边现红肉两点者，乃下焦寒水甚结，真阳不宣也。如舌黑而灰，或黄而发泡，全虫蚀腐烂，虽为湿热，亦属肝伤，俱为危候。舌常有刺者，热也；无刺者，气衰也。刺大刺多者，邪气实；刺微刺少者，正气虚。故舌上生芒刺者，皆上焦热极也，苔必焦黄或黑，无苔者舌必深绛。

其舌白或淡黄者，胃无大热，必无芒刺。或舌尖，或舌边，有赤小瘰，是营热郁结，当开泄气分，以通营清热也。如白滑灰刺如湿润，刮之即净，为真寒假热；干厚刮不净，是脾胃湿热困心肺，里症热甚也。白苔黑刺满舌者，如刮之黑刺即净，光润不干，渴不多饮，在杂病为真寒假热。若刮之不净，干燥粗涩，乃表经皆热极，传入阳明里证，始有此苔。又有白苔满布，中有砂碌点子者，是暑疫失解，抑郁心阳。如厚苔黄苔燥刺，或边黄，中心焦黑起刺，脐腹胀满硬痛，乃阳明里症也。若纯红鲜红起刺，此胆火炽营分热。如舌尖独赤起刺，心火上炎之故；若舌红极而有黄黑芒刺者，热毒入腑也；若舌起红紫刺，心经热极，而又受湿邪熏蒸而发也；若舌尖灰黑，干燥起刺，是得病后如常饮食，乃热极津枯，宿食不消也；若黑而燥刺，是热邪已入太阴；黄而生芒刺黑点者，为热势极；黄而瓣裂者，为胃液干，下证尤急也；苔起瓣晕，由脏腑实火熏蒸，见于湿温，温疫等病为多。瓣则黑色为多，晕则灰黑为多。瓣则一二瓣为尚轻，三四瓣已重，六七瓣极重而难治。《石室秘录》云："凡舌见黄苔而一瓣一瓣者，乃湿邪已入大肠；若舌黄不涩，中有花瓣纹形者，热入胃腑，邪毒甚也"。极黄而瓣裂者，为胃液干枯。亦有黑苔生芒刺，及燥裂纹隔瓣者，看下瓣底，舌质红者可治，宜即下之；若舌质俱黑，不治矣。晕则一晕尚轻，二晕则重，三晕必死。亦有横二三层者，与此相同，宜急泻火解毒，急下存阴，服至灰晕纹退净，则气津血液渐复可愈。凡灰色苔起深黑重晕者，温热疫毒传遍三阴也。热毒传内一次，舌增灰晕一层，最危之症。凡舌有纯灰色，中间独两晕黑者，亦温热疫毒将入肾也。亦有舌根淡红，中有红晕一圈而弦，又纯黑者，乃心包络蕴热，后受火邪，二火相逼；亦有舌边黑晕二重，而中心红者，乃阳明热毒传厥阴心包。若舌苔上，见圆晕分二三色者，乃燥热内结，燥粪不下之候，其症必险。星点较大者，亦属脏腑血分热也。凡纯红而有深红星，乃脏腑血分皆热也。燥火疫毒及实热症，误用温燥药者，皆有之。若舌淡红，尖起紫色蓓蕾星点，乃热毒中心血也，时疫，酒湿，梅毒等症皆有之。舌红起白星点者，乃心火有邪也；若红舌上起白星点，如珍珠者，乃火极水化之象，较之紫赤黄上芒刺更重，瘟疫多见之。若舌红而有黑星点者，乃胃热已极，将发斑疹之症。大抵舌上星点鼓起者，皆心火胃热在两旁，主肝胆热，在尖主心热。淡而陷下者，胃虚也。凡红舌中见紫斑者，将发斑也。舌淡红中见红赤斑点，将发黄也。舌红极有紫斑及红斑，如遍身发斑者，阳毒入心。若舌浑紫，满舌有红斑，为酒毒内蕴，湿中生热。若有白苔黑斑舌，如刮之即净者，为湿热微也；刮之不净者，为脏腑皆湿热，阴液欲竭也。舌有纹者，血衰也。纹少纹浅者，衰之微；纹多纹深者，衰之甚。舌生横裂者，素体阴亏也。舌生裂纹，如冰片纹者，老年阴虚常见此象也。淡白舌有发纹满布者，乃脾虚湿侵也。舌红露黑数条，而苔滑者，水乘火位，寒症也。舌淡红中见紫黑筋数条，肝经寒证也。全舌绛色无苔，或有横直裂纹而短小者，阴虚液涸也。舌现蓝纹者，在伤寒为胃气衰微；在杂病为寒物积滞中宫；碎裂者，血痕伤迹也，舌衄与抓伤当辨。有伤血迹者，必问曾经抓挖否？不可见有血而便认为枯症也。如裂纹出血者，血液枯灼也。此因内热失治，邪火炽甚者有之。如舌尖出血，乃手少阴心经邪壅甚所致。凡舌见裂纹．断纹，如人字．川字．爻字，及裂如直槽之类，虽多属胃燥液涸，而实热内逼者，亦有之。中有裂纹者，属胃气中虚。间有本无裂纹，经下后反见人字纹者，此为肾气凌心。若舌根高起，累累如豆，中露人字纹深广者，胃有积也。若红而开裂纹如人字者，乃邪初入心。舌红润而有黑纹者，为厥阴之寒候。若舌纯红干燥，中露黑纹两三条，为火极似水。一带纯黑者，俱不可治。

舌黄有如虎斑纹者，为气血两燔之候，急宜清泄之。舌红赤，苔腻厚而裂纹者，脏腑实热也，即宜苦寒泄热。如无苔无点而裂纹者，阴虚火炎也，宜苦寒兼育阴。舌红极而裂纹，燥热入肝也，宜清凉兼下。凡舌绛光燥裂纹，为阴液大伤。但裂不光为胃阴不足，痰热凝结。若舌色绛红，边尖破碎，舌有血痕而痛者，此阴液大亏，心火上炽也。舌大赤裂，大渴引饮者，上消之证也。舌起瘰而凸者，多见温毒时疫证，多肠胃枭毒内伏，急宜凉泻，速攻其毒。若凹陷而有缺点者，有虚有实。实者舌尖先起糜点，糜脱去则现凹点。虚者由胃阴中竭，气盛则凸，气陷则凹。余如霉点性溃，溃则舌上乳欲缩小成凹，亦有舌生疮，久蚀成穴，屡服凉剂不效，用黑锡丹以镇浮阳而得瘥。舌生疮者，上焦热也；舌生疮裂破，引唇揭赤者，心藏热也。舌黑中烂，凹者不治。舌中剥蚀，边有腻苔者，湿痰停积也。更有红点坑烂，凸似虫食草者，乃水不济火，热毒炽盛也。

二十二、辨舌之苔垢

苔者，如地上之草，根从下生；垢者，如地上浮垢，刷之即去云。

笔记

无根者，表分浊气所聚，其病浅；有根者，邪气内结，其病深。有根之舌，又当辨其无病常苔，及病时所变，有无食触染，与苔之偏全及厚薄。偏者，邪结一脏；全者，苔全铺满舌也，有虚有实。厚者邪重，薄者邪轻，及化退先后，郁滞内结。然后参以脉证，则寒虚、实热之可判辨也。常变者，常者，舌苔始终一色，不拘白黄灰黑，即有厚薄、滑涩、干润、浓淡之不同，总属常苔。变者，如苔色一日一数变，或由白而黄，由黄而黑，或乍有乍无，乍赤乍黑者，皆为变苔。变缓者吉，暴变骤变者凶。欲知其变，先察其常。如平人无病常苔，宜舌地淡红，舌苔微白隐红，须要红润内充，白苔不厚，或略厚有底，皆干湿得中，斯为无病之苔，乃火藏金内之象也。所谓变者，有因感触而变，有因得病而变者，有不因得病而变者，有因病中误药而变者。感触及因病而变者，如阴虚火旺之人，平时舌质淡红无苔，偶因用力过度，或行路太急，则舌质骤深红。或常舌淡红，素不饮酒而强饮至醉，则舌亦变深红，甚则红紫。或平时舌淡红无苔，在早起食物未进时之先，亦有淡白薄苔一层，食后仍退者，亦有平时苔润，在卧时口不紧闭①，则醒时觉后舌必干燥，因肾系蒸腾之气液，随口开而外出，故舌干燥也。亦有在惹厌之时，舌小而

---

① 原稿抄本作：在卧时多紧闭口，据《辨舌指南·辨舌之苔垢》改。

尖；痰阻胸膈之时，舌短胖润。在晕绝并停呼吸之时，舌之热度减少。在霍乱吐泻时，舌之热度更减[①]少，并其呼吸亦稀而寒。新病血足者，色或鲜红；久病血枯者，色必淡白。

《外济外乘》云："无病之舌，形色各有不同。有常清洁者，有稍生苔层者，有鲜红者，有淡白者，或为紧而尖，或为松而软，或当伸出之时，润而软弱，或收束紧时，而成尖锋，此皆禀赋之不同，舌为异呈也"。触染者，如舌中红白，偶食酸甜等物，皆能染成黑色，非因病而生也。又如食枇杷，白苔则成黄色，食橄榄则成黑色，染成之色，必润而不燥，刮之即净。如虚寒舌润能染，若舌苔干燥，实热之症，亦不染也。章虚谷曰："有黄白苔垢，而食酸味，其色即黑，尤当辨其润而不燥"。又如灯下看黄苔，亦似白色。凡吸烟之人，无病常见燥苔，一经染病，不拘白苔黄苔，必兼灰黑，或兼裂纹。故临诊之时，必须问其吸烟与否，常苔染苔斯可攸分。爱吸烟之人，上焦皆燥痰，中焦皆积滞，下焦则成湿。其热在腑，其虚在脏，且脉象、便尿，亦与常人不同也。

全者，苔铺满地也，为湿痰滞中。偏者，其苔半伤也，有偏内偏外，偏左偏右之分。凡偏外者，外有苔而内无也。邪虽入里而尤未深也，惟胃气先匮。偏内者，

---

① 减：《辨舌指南. 辨舌之苔垢》作极字未改。

岐黄之术自有传承

内有苔而外无也。里邪虽减，胃滞依然，而肠积尚存。及素有痰饮者，亦多此苔。偏左滑苔，为脏结症，邪并入脏，最为难治。偏右滑苔，为病在肌肉，为邪在半表半里。再看苔色，以分表里。白色多表症，黄黑灰色，及生芒刺、黑点、裂纹，皆里热已极[①]。又有从根至尖直分二三条者，为合病。从根至尖横分二三截者，为并病。又有边厚中薄，或中道无苔者，阴虚血虚也。中道一线深陷，极窄如隙者，胃痿也。舌根高起，累累如豆，中路人字纹深广者，胃有积也。舌中小舌者，传变危象也。舌中有中道一条，或拇指大，黑润浮苔，两边或黄或白者，两感证也。张顽石所谓：凡舌苔半黄半黑，或半黄半白，或中燥边滑，或尖干根润，皆为传变之邪，寒热不和之候也。薄厚者，苔垢薄也，形气不足；苔垢厚者，病气自余。苔薄者，表邪初见；苔厚者，里滞已深。白而苔薄寒邪在表，或气郁不舒。薄白无苔为虚寒，白而苔厚者，为中脘素寒，或湿痰不化。薄黄为热，薄黄而滑，表犹未罢，热未伤津。苔黄而厚，湿热内滞。黄苔有根地而浊者，邪已入里，黄浊愈深，入里愈重[②]，热邪愈结。若望之似有薄苔，一刮即净，全无苔迹者，血虚也。一片厚苔，或黄或白，如湿粉所涂，两边不能渐匀渐薄者，胃绝也。若白厚粉湿滑腻，

---

① 极：《辨舌指南. 辨舌之苔垢》作结字未改。
② 重：《辨舌指南. 辨舌之苔垢》作深字未改。

苔刮稍净，而又积如面粉，发水形者，里寒湿滞也。凡舌苔初则粗白渐厚而腻，是寒邪入胃，挟浊饮而欲火也。迨变黑则胃火已甚也，或干或燥裂，则毒火更甚也。若苔厚渐退，而舌底红色者，火灼水亏也。平人舌中常有薄苔者，胃中之生气也。《诊家直决》所谓："舌苔以匀薄有根为吉也"。化退者，苔随食化也，中虚之候。舌苔忽剥蚀而糙干，为阴虚。剥蚀边仍有腻苔，为湿痰。剥蚀由尖及内症可渐平，四围旁退中留，胃败变至。凡苔之真退真化，真退必先由化而后退，假如苔由厚而退薄，由板而生孔，由密而渐疏，由有而渐无，由舌根外达至舌尖，由尖而渐变疏薄，乃里滞减少，是为真退。由退而后生薄白新苔，乃胃气渐复，谷食渐之吉兆。若骤然退去，不复生新苔，或如驳去，斑斑驳驳存留，如豆腐屑铺舌上，东一点，西一点，散离而不连续，皆逆象也，皆因误用伐消导之药，或误表之故，胃气胃液均被伤残，故见此候。若满舌厚，忽然退去，舌苔仍留污质腻涩，或见珠点，或有裂纹者，是为假退。一二日间即续生厚苔，亦有满舌厚苔，中间驳落一瓣，或有鳞纹，或有凹点，底见红燥者，须防液脱中竭。若厚苔忽然退去，舌光而燥者，此胃气渐绝也，病多凶危。假如风温之邪，首伤肺经气分，故舌多无苔，即有黄白苔，亦薄而滑。渐次传里，与胃腑糟粕相为搏结，苔方由薄而厚，由白而黄，而黑而燥，其象皆板滞不宣。迨下后苔始腐，腐者，宣松而不板实之象；由腐而

岐黄之术自有传承

退，渐生浮白新苔一层，乃为病邪解尽。滞郁者，凡食滞于中宫，则舌现灰白；滞积甚，则黄厚。灰白宜消运，黄厚宜攻下。食消则苔必自退。邪郁于血分则舌红，郁甚则舌紫，紫而枯燥者，血热郁甚也；紫而滑润者，寒郁血瘀也。若舌本红紫杂现，而色不匀者，营血瘀滞也。郁于气分者，则舌苔薄白，湿而不浮，苔如地生之草，胃气调和，苔必升浮；中气郁滞，苔必紧闭也。阳为阴郁则舌青，升阳则青退，阴竭则舌光亮，阴枯则死矣。

二十三、面色之辨别

脱血者，与阴虚火炎者，面色不同。疸病者，与湿温者，面色有异。如能十分明显细辨，要亦诊断之一助也。

笔记

第一当分部位。天庭候首面，阙上候咽喉，阙中候肺，下极候心，直下候肝；肝左候胆，下以候脾；方上候胃，中央候大肠，挟大肠肾，当肾候脐；面王以上候小肠，面王以下候膀胱，颧以候肩，颧后候臂，臂下候手；目内眦上候乳，挟绳而上候背，循牙车以下候股；中央候膝，膝下候胫，当胫以下候足；口旁大纹处候股里，颊下曲骨候膝膑，此五藏六腑肢节之部也。

第二当知色泽。青如草滋，黄如枳实，黑如煤炭，赤如衃血，白如枯骨，此五色之见死也。

青如翠羽，赤如鸡冠，黄如蟹腹，白如豕膏，黑如乌羽，此五色之见生也。

生于心，如以缟裹朱；生于肺，如以缟裹红；生于肝，如以缟裹绀；生于脾，如以缟裹括蒌实；生于肾，如以缟裹紫。此五脏之外荣也。

第三当知主病。青黑为痛，黄赤为热，白为寒。寒多则凝泣，凝泣则青黑；热多则淖泽，淖泽则黄赤。此皆常色。

而五色之间，更当知其夭泽，夭者枯晦，泽者明莹，明莹者轻，枯晦者重。《经》所谓色明不粗，其病不甚，不明不泽，沉夭为甚也。

夫精明五色者，脏气之华，精微之象，非细察不能烛其隐。凶兆见，寿必不达矣。

二十四、身形之辨别

平人身瘦者，身肥者，病人身轻能自转侧者，身重不能转侧者，此皆显而易辨者也。

笔记

阴症多身重，足冷而踡卧，常好向壁卧，闭目不欲明，懒见人。阴痛，身如被杖之痛，身重如山，不便转动。中风中湿，皆主身重疼痛，不可转侧。若欲重视身，此天柱骨倒，元气败也。伤寒传变，循衣摸床，两手撮空，此神去而魂乱也。《经》云：心清必净，上观下视。清净者，谓心神不扰，专一意志也。上下者，谓周身全部均须考察也。令人舍脉舌之外，几不复顾及其他，安得周详乎。

二十五、声音之辨别

声音之辨别，即闻诊也。五脏者，中之守，各有正声。故闻病人呻吟于床第，可识诸苦也。

喘粗有热，知其有余；喘息气寒，知其不足。息高者，心肺之邪有余；吸弱者，肝肾之气不足。怒骂粗厉者，邪实内热也；怒骂微苦者，肝逆气虚也。鼻塞声重喷嚏，风寒未解也。言语轻迟气短，中气虚也。噫气者，脾内为困也；嗳气者，胃中不宽也。嗳逆冷气者，胃之寒也；呕吐酸苦者，肝之火也。自言死者，必虚也；喜言食者，胃有火也。干咳无痰者，胃中伏火也。痰作青白者，寒也；稠黄者，火也。谵语收财帛者，元已竭也；狂言多与人者，邪方实也。气促喘息，不足以息者，虚热也。平人无寒热，短气不足以息者，多属痰火为实也。声之呻者，痛也。言迟者，舌蹇也。声如从室中言者，中气之湿也。攒眉呻吟，苦头痛也。叫喊以手抚心下，中脘痛也。呻吟不能转侧，腰痛也。摇首以手扪腮，齿痛。呻吟不能起行，腰脚痛也。诊时吁气，属郁结也。坐而气促，痰火哮喘也。独言独语，无首无尾，思虑伤神也。鼻塞气重，伤风也。卒口噤皆反张，痉病也。心下汩汩有声，先渴后呕，停水也。喉中漉漉有声，痰也。肠若雷鸣，寒气挟湿也。若杂病发喘，痨瘵声哑，危病也。诸如此者，随症体察，神乎其技，不可拘泥也。

二十六、询问之辨别

询问一法，实为诊断所必要。盖病有自觉症，与他觉症二种云。

笔记

他觉症，旁人能知之；自觉症，非旁人所能知，必据病家之自述，此其一也。病有传变，目前之痛苦，将来之变化，医家可以测知；已往之经历，非医家所知，又必据病家之自述，此其二也。乃医家以问为可耻，病家亦以问为术陋，乌知圣如岐黄，列切脉问诊之下；贤如东坡，遇病必尽情告医。问之一道，其可忍哉。

前贤问法，综之为八。先之以寒热，辨其在表在里也；继之以汗，亦察表里也；继之以头身，察其上下表里；继之以二便，察其寒热虚实；继之以饮食，察脏腑之阴阳；继之以胸，察膻中之有邪无邪；继之以卫聋，察其深浅；终之以口渴，察里症之寒热。然以年龄 居住性情等，每于病因有关；妇人之胎产经带，尤与用药多斟酌，均宜详究也。噫嘻，诊断之法有限，而诊断之变无涯，端在解人能自化裁耳。

附：上编课稿笔记

《内经》脉要精微篇云："精明五色者，气之华也。

赤欲如棉裹朱，不欲如赭；白如鹅羽，不欲如盐；青如苍璧之泽，不欲如蓝；黄欲如罗裹雄黄，不欲如黄土；黑欲如重漆色，不欲如地苍。五色精微象见矣，其寿不久也"。

按： 目下为精明穴，曰精明五色者，气之华也，是五藏精华。上见为五色，变化于精明之间，某色为善，某色为恶，可先知也。夫色生于气，气生于藏，欲其气华于色，不欲藏象见于外也。以上所述，乃脏气见于外，故寿不达矣。

"夫精明者，所以视万物，别黑白，审长短。以长为短，以黑为白，如是则精衰矣"。

《内经》五色篇云："明堂者，鼻也；阙者，眉间也；庭者，颜也；蕃者，颊侧也；蔽者，耳门也"。五官者，皆五脏之外候也。鼻之准骨贵高起，而平直者也。阙庭之中，肺也；阙下者，心也；直下者，肝也；再下者，脾也。脏为阴，而主中候，故次于中央也。肝左者，胆也；方上者，胃也；中央者，大肠也。面王以上者，小肠也；面王以下者，膀胱、子处也。腑为阳而主外，故位次于两侧也；肾为水脏，故挟大肠而位于蕃蔽之外应地，居中而海水之在外也；首面上于阙庭，王宫在于下极；天阙在上，王宫在下，有天地人三部也。阙庭肺也，肺主天而居上也；在下者，脾也；脾主地而居下也，王宫者，心之部也，心为君主而居中也。

《内经》疏五过论篇云："凡未诊病者，必先问尝贵后贱，虽不中邪，病从内生，名曰脱荣；尝富后贫，名曰失精；五气留连，病有所并。医工诊之，不在藏府，不在躯形，诊之而疑，不知病名，身体日减，气虚无精，病深无气，洒洒然时惊，良工此失不知病情，医者治病之过也"。

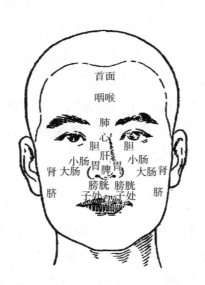

声者，气总之喉舌，而宜于口者也。新病之人声不变，小病之人声不变。惟久病苛病，其声乃变，迨声变其病机显呈。而莫逃所可闻而知之者矣。经云："闻而知之谓之圣"。果何修而若是？古人闻隔垣之呻吟叫哀，未见其形，先得其情，若细心体验，积久减通。

岐黄之术自有传承

附：上编课稿笔记

三伍合参

切脉动静，而视精明，察五色观五藏有余不足，六府强弱，形之盛衰，以此参伍决死生之分。

按：动静者，阴阳动静也。精明者，五藏之精神见于声色也。切脉观色，以审藏府之虚实，兼视形体之盛衰，以此参伍两错综，而斟酌之，以决死生之分焉。

此论切脉察色，听声音，观藏府，审形体，四诊咸备，斯成脉要之精微也。

七诊辨

《脉经》曰：七诊者，一静其心，存其神也；二忘外意，无思虑也；三均呼吸，定其气也；四轻指于皮肤之间；探其腑脉也；五稍重指于肌肉之际，取其胃气也；六再重指于骨上，取其脏脉也；七详察脉之往来也。

据《脉经》云，系指临时言以余诀之，此功不在临时，而在平日居一室之中，内以养己，恬静虚无，一存其神，二忘其虑，三均其呼吸。沉潜于脉理之场，从容于脉理之圃。将心所存之神，意所忘之虑，忘鼻所出入之呼吸，尽附指头。不以心所存之神为存；而以指所存之神为存；不以意所忘之虑为忘，而以指所忘之虑为忘；不以鼻所出入之呼吸为呼吸，而以指所出入之呼吸为呼吸。以之探脏腑，取胃气，察脉之往来，无论燕居暇日，即造次之时，颠沛之际，得之于手，应之于心矣！盖手中有脉，而后可以诊他人之脉。若平时未及揣摩，徒事口耳之学，临时从诸诊分析，恐指下不易明也。

九候

寸、关、尺为三部，一部各有浮、中、沉三候。轻手得之曰举，候浮脉也；重手取之曰按，候沉脉也；不轻不重，委屈求之曰寻，候中脉也。三而三之为九也。浮以候表，头面皮毛外感之病也；沉以候里，脏腑骨髓内伤之病也；中以候中。中者，无过不及，非表非里，至数从容，无病可议。

古圣贤传心之秘，所谓以一中括天地之道，而立斯人身心性命之宗者，此也。古人以之为心传，吾人亦以之征心得。盖中与和通，谓其和缓而不邻于躁也；中与庸近，谓其平庸而不涉于偏也。其见诸脉，胃气居中，则生机之应也。定之以中，而浮沉朗若观火，三部九候无不了然。天下事之信以为然者，必其理之无不以为然者也。然仅言其当然，而不揭其所然，非为无以坚其信，或反益滋其疑。即如定缓为平脉，是宜无病不瘳，讵知噎膈反胃外，不可治者又有三焉。

肌肉大脱，九候虽调，不可治者，一也；病到喘促，脉忽还元，不可治者，二也；全受而体无病，全归而脉无变，不可治者，三也。有理外之事，便有理外之理。第恐于理中之理，未能洞悉，无疑斯与理外之理，愈觉其杂，故揭此三条以明辨之。

持脉之初，先看至数。欲知至数，先平己之呼吸，以己之呼吸，定人之呼吸，未尝不同。盖人之五脏，不可见，所可候者，脉而已矣。呼出于心肺，吸入于肝肾。一呼一吸，脉来四至、五至，名一息。脾脉不见者，以土旺于四季也。是为平脉。惟是邪扰于中，斯脉不得其正也耳。

六部之脉，候之寸、关、尺，出于《脉要精微篇》。左寸以候心，左关以候肝（肝本在右假道于左），左尺以候肾；右寸以候肺，右关以候脾，右尺以候命门，各有所属。究之候脉，分而不分，不分而分，则得诀矣。

《脉经》曰："春弦夏洪秋似毛，冬石依经分节气"。脾居四季。假如春脉弦，而余脉不弦之理乎？弦则俱弦，不过言春乃肝气主事，非谓独候之左关。但得浮洪，即属心火，不必定拘左寸；但得短涩，即属肺金，不必定拘右寸；但得沉细，即属肾水，不必定拘左尺；但得和缓，即属脾土，不必定拘右关。五脏之脉分，五脏之部不分也。但以伤寒之脉，仲景一书曰浮、紧、长、弦，曰沉、微、伏、代；但统分脉之浮、紧、长、弦、沉、微、伏、代，并未专指何经。

又叔和一书，失血宜沉细，不宜浮紧；水症宜浮大，不宜沉伏；上气宜浮滑，不宜沉数；腹痛宜沉伏，不宜浮洪；消渴宜数大，不宜虚细；咳嗽宜浮缓，不宜细数。但分脉之宜与不宜，亦不必辨其何脏，此其明白可证者也。

四时之脉和缓为宗。缓即有胃也，万物皆生于土，久病而稍带一缓字，是为有胃气，其生可预卜耳。

李东垣云：“无病之脉，不求其神而神无不在；有病之脉，则当求其神之有无”。（古云：“神，有力之谓讹也”。脉有神者，脉有生意也，若无生意而精神已亡）。

腹诊及腹证

国医学之得诊法，与西法之目的异，非以定脏器位置，探索该部位之肿胀疼痛，及肿瘤为唯一之目的，乃以断病人之寒热虚实，以为根据，而诊定其证为目的也。

腹诊之际，先使病人仰卧，伸其两足，医生位其左侧，使呼吸如平时，而探究之。最初宜观察病人之胸腹部，知该臟隆、陷没、程度，发赤肿胀之部位，肿癌、蠕动亢进之状，发疹、青筋，及呼吸状态等；其次医生用手掌轻按胸腹部，察知该部皮肤之干燥程度、寒热之状态，及抵抗感触如何？同时在心下部及脐下部，视其动悸之强弱。以上既毕，再次则辨其心下痞硬，胸胁苦痛，腹皮挛急（真筋挛急），瘀血之腹证，胃内停水之有无，宿便、妊娠、子宫等。同时，可知其脏器之下垂，腹水之有无，肿大及疼痛所在部位焉。

一、心下痞、心下痞硬

心下痞之痞与否通，俗云：胸闷。此即心下痞之义，虽为自觉之证候，但亦可由他觉而诊之。心下痞者，心下部柔软；而抵抗弱，不若心下痞硬者，心下坚硬而压痛，同时亦有痞之状，然心下痞硬，有浮于腹表者，有沉于腹底者；其程度有强弱也，故诊察者，须郑重而精密焉。

二、胸胁苦满

胸胁苦满，在自觉的，谓胸胁部充满而苦闷；在他觉的，谓肋骨弓下有抵抗及压痛。此苦满有左右两侧同一程度者。左侧弦，而右侧弱者；有右侧弦，而左侧弱者。其程度及状态有种种不同。

然则胸胁苦满，如何探察，可用以下二法。

（1）除去拇指用其余四指头抵胁下肋骨之端，藉知该部之抵抗压痛之法。

（2）除去拇指，用其余四指紧贴于胸廓，以拇指从肋骨弓下，沿前胸壁里面，向胸腔而压上使之移动，藉知该部抵抗压痛之法。然余诊察时每用后法，不用前法。

腹皮挛急（腹直筋挛急）

古书所谓腹皮挛急者，指腹直筋之挛急而言，此挛急鲜有左右同一程度者，或施于左，或强于右，是为常例。左侧强者，其病多因于水毒、食毒（但其理由至今不甚明）。然则此腹直筋之挛急之有无，何以知之，先使病人仰卧，在脐之两侧，左右直筋之上，医生同时置两拇指头，按之于左右方向，比较而检查此腹直筋之有无，同时亦可暗示其他筋骨挛急之有无也。

瘀血之腹证

瘀血之腹证，既于下腹部者，已如上述。故察腹诊，而触知此部有抵抗，及压痛之肿瘤，或索物状，确定其非寄生虫、宿便、妊娠、子宫者，皆瘀血之腹诊也。参照其所在之部位，及形状压痛之缓急，并外证脉象舌苔等，而断定其瘀血为阳症，为阴症，为新鲜，为陈久，因症以处方而已。

腹诊及腹证上应注意之事项如下。

腹诊时手指不可过于用力，按大病之人，羸弱之人，腹内动摇，诊后大碍气分，甚至于病，宜细心妥诊为要，腹满按之不痛者，为虚。《金匮要略》云："病者腹满，按之不痛为虚，痛者为实，可下之"。腹满而软弱不压痛者，为虚证，不可下。永田德本云："从中脘①至脐下，按而察之，迄无底力者，为治之虚症。又腹部视之如能满，而摩其腹上，如油纸之粗者，死证也"。

瘀血之腹诊

凡百疾病腹中有形块，按之不移，口不恶食，小便自利，大便黑，面黄手掌赤纹，肌肤甲错等，皆察瘀血之大法也。盖小便自利为瘀血证，自古已为定；或然腹满之病人，后多不利，初起为血，迨后为水矣。

小便自利，乃小便快利之谓。肌肤甲错乃皮肤如鱼鳞而苦燥，口不恶食，乃食思无变化之意。腹不满，而其自谓满者，有瘀血。腹不满，而其自谓满者，此不仅瘀血，且为瘀血在络之证也。

辨虚实

《经》曰："邪气盛则实，精气夺则虚"。虚实之精，二语尽之，以言人身体之强弱，邪气之盛衰也。譬如病中无汗，腹胀不减，痛而拒按，病人新得，人禀厚脉实有力，小便赤色，大便秘结，气色红亮，声音高爽，此实症也。病中多汗，腹胀时减，后如故，痛而喜按，按之则痛止，痛久禀弱，脉虚无力，小便

---

① 中脘即脐至剑状突起直线之中。

清白，大便溏泄，气色枯白，语音低怯，此虚症也。有有汗而为实症者，热邪传里也；有无汗而为虚症者，精气不足也。总之，凡有一症，必有虚实之相对，毫厘千里，不容不辨，要在学者，明悉变化，是能易获其精义也。

按：人之内外上下，脏腑经络，皆宜虚实相调节得宜。若一方面偏实，斯能改病之由也。譬如身体肥满，实也；过肥则偏，渐至成虚，必须泻其实，以使其肥之削；血分充盈，实也；过盈则偏，秉热上升而为充血，必须泻其血，以止其上血。实者宜削，虚者宜补。迥不相同。

辨表里

表里者，察病之内外也。有由内达外，有由外达内；内为里，外为表也；必知表里，然后知病之何由入，病之何由出；病之何由传，病之何由变。则于诊断之纲要，既得而治，法亦有条不紊矣。如发热恶寒，头痛、鼻塞，舌无苔，脉浮，此表也。潮热恶寒，腹痛.口燥，舌苔黄黑，脉沉，此里也。由头痛、体痛、恶寒而发热呕吐者，是为由表欲入里也。由烦躁、咳逆，膈闷而发热汗出者，见痧痘。出斑疹者，是为由里欲达表也。他如口苦、咽干、目眩，半表半里也。此乃治病之权衡，辨之不可不早也。

按：表症不可治里，表症误下（治里），病必传里，

岐黄之术自有传承

而成逆里症，不可治表。里症发汗（治表）必表虚而里更实，病之由表入于里者，汗、和之、下之，必以其时未入里，不可下。已入里，未可汗；半表半里者，汗吐下皆有所禁；病之由里达表者，体虚者，不可伤其里；体实者，最忌实其表。以此类推，凡顺乎表里之情势，则无往而不宜矣。

　　按：表指皮毛肌腠而言，故曰外为表；里指肠胃、内脏而言，故曰为里。半表半里，则为少阳之经出表入里之枢也。

中编　诊断学初阶小言

吴门金少陵编

吾国诊断学一科，最为微妙而难知也，仲景有了了难明之叹，故方书论脉愈详而指下愈乱。如二十八脉、奇经、十怪，岂易言哉。盖疾病之有诊断，原树治疗之鹄也。凡治疗必先识病，识病必先施诊断。世有能诊断而用药，或不应者，未有不能诊断而用药亲切奏功者也。然昔之言诊断者，既言奥书繁，似不适合于初学者之便读，少陵有鉴于此，爰撼陈书四言脉参加望、闻、问诊提要，八脉为纲领，而以兼见之脉为条目，并增陵之经验笔记，从流及源，俾初学者有得心应手之妙，不致指下茫茫也。

甲、切诊提要

一、浮脉

浮为主表，属腑属阳，轻手一诊，形象彰彰。
浮而有力，洪脉火炀；浮而无力，虚脉气伤；
浮而虚甚，散脉靡常；浮为葱管，芤脉血殃；

浮为按鼓，革脉外强；浮而柔细，濡脉湿妨；

浮兼六脉，疑似当详。

形状

浮在皮毛，如水漂木，举之有余，余按不足。

兼脉

浮紧伤寒，浮缓中风，浮数风热，浮迟风湿，浮芤失血，浮短气病，浮洪虚热，浮虚伤暑，浮涩伤血，浮濡气败。

少陵按：（火炀）主火。（气伤）主气虚也。（脉散靡常）气血散也。（芤）主失血。（革脉外强）外强中空也，较芤更甚，主阴阳不交。凡病得浮脉主在表，无力为表虚，有力为表实。寸浮为伤风，左关浮在中焦，右关浮风疾在膈，尺部浮风客下焦。

笔记

根据第五条基本观念，病若在躯壳，则脉之搏动其他位近乎皮肤，初层近皮层者，浮脉也。证之病症，太阳病之已发热者，其脉浮，所以然之故。太阳为躯体最外层，太阳感寒体温起反射动作而集表，故发热；如此则浮脉应之，故病在躯壳者，其脉浮。

二、沉脉

沉脉主里，属脏属阴，重手寻按，始了于心。

沉而着骨，伏脉邪深；沉而底硬，牢脉窨淫；

沉而细软，弱脉虚寻；沉兼三脉，须守规箴。

形状

沉行筋骨，如水投石，按之有余，举之不足。

兼脉

沉迟痼冷，沉数内热，沉滑痰饮，沉涩气结，沉弱虚衰，沉牢坚积，沉紧冷痛，沉缓寒湿。

少陵按：（伏脉邪深）主闭邪。（沉而底硬）与革脉同，但革浮而牢沉。（謇滛）主寒实。（虚寻）主血虚。凡病得沉脉，主病在里，无力里虚，有力里实，寸沉短气而胸痛，引胁或为痰饮。关沉中寒痛结，或为满闷吞酸筋急。尺部沉腰膝背痛，或阴下湿痒，或淋浊痢泄。

笔记

沉者，脉之似乎附骨者也。证之病症，阳明有燥矢者，其脉沉而实。少阴脚踡，头汗欲寐者，其脉沉而微。燥矢结于回肠之间，欲下不得，神经起反射作用，而紧张则绕脐作痛，体温亦奔集里层，则局部发热，西人谓之肠炎。肠壁胃壁纤维神经紧张之甚，影响及于头脑则谵语，此时全体皆病，表虽有热，而戒严重心则在里也，故沉脉应。

三、迟脉

迟为主寒，脏病亦是。三至二至，数目可揣。迟而不怠，缓脉最美；迟而不流，涩脉血痞；迟而偶停，结脉郁实；迟止定期，代脉多死；迟兼四脉，各有条理。

形状

少陵按：（脏病亦是）仲景云："迟为在脏"。《脉经》云："迟为寒"。（不愆）稍迟而不愆，四至三期。（最美）无病也。（迟而不流）谓往来不流利。（血痞）血少也。（偶停）无定数。（郁实）主气郁痰滞。（定期）促者，数中一止也。结者，迟中一止也，皆无定数；若有定数，则为代矣。大抵代脉在三四至中，其止有定数；（代脉多死）主气绝，惟孕妇见之不妨。凡病得之，在脏寒冷，有力积冷，无力虚寒。寸迟上寒，或迟脉为阴，象为不足，往来迟慢，三至一息。

兼脉

浮迟表冷，沉迟里寒，迟涩血少，迟缓湿寒，迟滑胀满，迟微难安。心痛停凝。关迟中寒，或癥痼挛筋。尺迟火衰，小便不禁，或腰足疝痛牵阴。

四、数脉

数为主热，腑病亦同；五至以上，七八人终。数而流利，滑脉痰濛；数而牵转，紧脉寒攻；数而有止，促脉热烘；数见于关，动脉崩中；数见四脉，休得朦胧。

形状

数脉属阳，象为太过，一息六至，往来越度。

兼脉

浮数表热，沉数里热，右数亢火，左数阴戕。

少陵按：（腑病亦同）仲景之数为在腑。《脉经》

云：数为热。（痰濛）主痰主食，若指下清主气和。（寒攻）主寒主痛。（热烘）主阳邪内陷。（数见于关）关中如豆摇动。（崩中）脱血也，主阴阳相搏。凡病阳数脉，在腑燥热，有力实火，无力虚火。寸数喘咳，或口疮肺痈。关数胃热，尺部数，相火内动，或遗浊淋癃。

笔记

数脉，乃脉搏疾速之谓。大约血行速则脉数，血行缓则脉迟。验之病症，发热则脉数，恶寒则脉迟。准第一个基本观念，脉动所以使血行，非因血行能使脉动。然则脉数是神经兴奋，久浴而使人晕，热高而作谵语，尤神经过兴奋过当之明证，其有热高而脉不数者，当于弱脉条述之。

五、细脉

细主诸虚，蛛丝其象；脉道属阴，病情可想。细不显明，微脉气殃；细而小浮，濡脉湿长；细而小沉，弱脉失养；细中三脉，须辨朗朗。

形状

细脉直软，累累萦萦；状如丝线，较显于微。

少陵按：（气殃）主阴阳气绝。（细而小浮）细者，脉形之细如丝也；小者，脉势之往来不大也，且兼之以浮，即昔人所谓如絮浮水面是也。（湿长）主湿亦主气虚，浮脉亦兼之。（失养）血虚也，沉脉亦兼之。凡病得细脉，主诸虚劳损。左寸细者，怔忡不寐；右寸细，呕吐气怯。左关细，肝血枯竭；右关细，胃虚胀满。左尺得细，泄痢遗精；右尺细，下元冷惫。

六、大脉

大主诸实，形阔易知；阳脉为病，邪实可思。大而涌沸，洪脉热司；大而坚硬，实脉邪持；大兼二脉，病审相宜。

形状：

大脉如洪，实不是洪，内经病进，胃气不充。

少陵按：（热司）主热盛，亦主内虚，浮脉亦兼之。（邪持）主有实邪，大脉形同洪脉，其实不是洪脉；如新兵赴敌，气吞曹刘之概。凡邪气盛则胃气衰，故脉大而不缓。旧本统于洪脉内，特分别之。

笔记

大脉者，乃脉之大起大落者也。心房大弛大张，脉则大起大落；反是心房若小弛小张，脉则小起小落，微脉也。

七、短脉

短主素弱，不由病伤，上下相准，缩而不长。诸脉兼此，宜补阴阳。动脉属短，治法另商。

形状：

短脉涩小，首尾俱俯，中间突起，不能满部。

少陵按：凡病见此脉为不及。左寸短，心神不足。

右寸短，肺虚头痛。左关短，肝气损伤。右关短，膈间窒塞。左尺短，少腹疼；右尺短时，真火衰。

八、长脉

长主素强，得之最罕，上鱼入尺，迢迢不短。正气之治，长中带缓。若是阳邪，指下涌沸。中见实脉，另有条款。

形状

长脉迢迢，首尾俱端；直上直下，如循长竿。

少陵按：（上鱼入尺）上鱼际下尺泽也，主病有余。左寸长，君火旺；右寸长，胸满逆。左关长，木实；右关长，土郁。左尺长，奔豚；右尺长，相火。

陈按：以上八脉是金老先生引用《医学实在易》新著八脉四言诗篇作为切脉提要，然八脉相兼，亦非条目之所能尽，可参看本书下卷，切脉二十八脉篇，认真学习提高切脉水平。

妇女脉[1]

妇人之脉，尺大于寸。尺脉涩微，经愆定论。三部如常，经停莫恨。尺或有神，得胎如愿。妇人有胎，亦取左寸，不如神门，占之不遁。月断病多，六脉不病，体弱未形，有胎可庆。妇人经停，脉来滑疾，按有散

---

[1] 本文引自《医学实在易》妇人科诊脉四言诗篇。

形，三月可必；按之不散，五月是实；和滑而代，二月为率。妇人有孕，尺内数弦。内崩血下，革脉亦然。将产之脉，名曰离经。内动胎气，外变脉形。新产伤阴，出血不止，尺不上关，十有九死。尽弱而涩，肠冷恶寒，年少得之，受孕诚难，年大得之，绝产血干。

少陵按：校旧方书云：左尺大为男，右尺大为女。（亦取左寸）手少阴，或为有子。神门穴为心脉者所过，左大为男，右大为女。离经常脉，若妇人三部浮沉正等无他病，而经停者，孕也。体弱之妇，尺内按之不绝，便是有子。（月断病多，六脉不病）亦为有子，所以然者，体弱而脉难显也。

小儿验纹按额诊脉①

五岁以下，脉无由验。食指三关，脉络可占；热见紫纹，伤寒红象，青惊白疳，直同影响；隐隐淡黄，无病可想；黑色曰危，心为怏怏。若在风关，病轻弗忌；若在气关，病重留意；若在命关，危急须记。脉纹入掌，内钩之始，弯里风寒，弯外积致。五岁以上，可诊脉位，指下推求，大率七至，加则火门，减则寒类，余照脉经；求之以意。更有变蒸，脉乱身热，不食汗多，或吐或渴，原有定期，与病分别。疹痘之初，四末寒彻，面赤气粗，涕泪弗辍。半岁小儿，外候最切，按其

---

① 本文引自《医学实在易》小儿验纹按额诊脉篇。

额中，病情可晰。外感于风，三指俱热；内外俱寒，三指冷冽；上热下寒，食中指热。设若夹惊，名中指热；设若食停，食指独热。

少陵按： 小儿五岁以下，血气未盛，经脉未充，无以别其脉象，故以食指络脉之象，彰于外者察之。食指第一节寅位，为风关；第二节为卯位，为气关；第三节辰位，为命关。以男左女右为则。

又按： 小儿脉乱，身热汗出不食，食即吐者为变蒸。小儿四末寒，涕泪交流，眼红或喷嚏，面赤气粗者，必为痧疹。若在天花流行之际，定卜痘兆。此鄙人屡试不爽者也。

笔记

小儿三岁下，虎口①着三关。初节风关位，次节气关连，三节为之命。男左女右看。诊小儿看指歌（指）：红紫热伤寒，青惊白是疳；淡白淡黄者，斯为无病看。

乙、色诊提要

歌括

春夏秋冬长夏时，青黄赤白黑随宜；左肝右肺形呈颊，心额肾颧鼻主脾；察位须知生者吉，审时若遇克堪悲；更于黯泽分新旧，隐隐微黄是愈期。

---

①　虎口指虎口纹。即小儿食指掌面挠侧的表浅小静脉的颜色和充盈度。

少陵按：《内经》以颧骨属肾等句，与此互异。此从幼科面上图说录出，虽云简便，仍当以内经为主。（参看诊断学总论望色部）

丙、舌诊提要

歌括

舌上无苔表证轻，白苔半里古章程；热红寒淡参枯润，阴黑阳黄辨死生；全现光莹阴已脱，微笼本色气之平。

少陵按：白苔属半表半里。热证舌红，寒证舌淡。若津枯而红，热证无疑，否则再辨。色淡而润，寒证无疑，否则再辨。少阴热化舌黑，宜黄连鸡子汤，大承气汤。少阴寒化舌黑，宜白通汤、通脉四逆汤。阳明证舌苔黄，实者可下；虚而不实者，不可下。若舌无苔，如去皮猪腰名镜面舌，不治。淡红中微笼些少白苔，为胃气无病舌也。（参看诊断总论辨舌部）

丁、闻诊提要

歌括

言微言厉盛衰根，谵语实邪错语昏；虚呃痰鸣非吉兆，声音变旧恐离魂；肝怒声呼心喜笑，脾为思念发为歌；肺金忧虑形为哭，肾主呻吟恐亦多。

少陵按：《难经》有言，闻五音以知其病，以五藏有五声，以合于五音也。如肝呼应角，心言应徵，脾歌应宫，肺哭应商，肾声应羽也。然此义深奥，非初学者可揣测者也。今以经验简易之法，一略述之。如诊视之呻者，痛也；言迟者，风也。乃迟则寒温风痰之证，声从室中气言，此中气有湿也。临终复言者，为气夺；衣被不敛，言语骂詈，不被亲疏者，神明之乱也，为狂。出言懒怯，先轻后重，此中气内伤。出言壮厉，先重后轻，乃外盛邪盛。攒眉呻吟，舌头痛也。呻吟不能行起，乃腰足痛也。叫喊以手按心，中脘痛也。呻吟不能转身，腰痛也。摇首而呻，以手扪腮，唇齿痛也。行迟而呻者，腰脚痛。诊时吁气者，郁结也；纽呻者，腹痛也。形羸声哑，劳瘵不治。咽中有肺花，疮也。暴哑者，风痰伏火，或暴怒叫喊所致也。声嘶血败，久病不治也。坐而气促，痰火为哮也。久病气促，危也。中年人声浊，痰火也。诊时独言独语，首尾不应，思虑伤神也。伤寒坏病，声哑为狐惑。上唇有疮、虫蚀其脏，下唇有疮、虫食其肛也。气促喘息，不足以息者，虚甚也。平人无寒热，短气不足以息者，实也。（实者，乃痰与火）。新病闻呃，非寒逆即火逆，久病闻呃，胃气将绝也。大抵声音清亮不异于平时吉（参阅诊断闻诊条）。

下编　诊断各论

一、切诊

甲、二十八脉

1. 浮脉

形状：见前浮脉形状条。

主病：见前浮脉中之兼脉条。

杂论：浮而盛大为洪，浮而软大为虚，浮而细柔为涩，浮而弦芤为革，浮而无根为数，浮而中空为芤，疑似之间，相去万里，不可不细心体认也。

《金匮》云："病人脉，浮者在前，其病在表；浮者在后，其病在里。腰痛背强不能行，必短气而极也"。《经》文中凡单言浮者，皆有来盛去衰之意，若再盛则为洪矣。其浮而怠缓，应指无力者，乃气血两虚之候，或气虚之人患风湿，亦多见之；若再衰则为涩为散矣。

总之脉既曰浮，气多上升而不下降，形体亦多近薄，虽按不似芤脉全空，而其主病，无非上实下虚，阳强阴弱也。

短气而极者，气逼于上而不纳也。阳虚而阴不能吸，非陷下也。

《难经》曰："前大后小，即头痛目眩；前小后大，即胸满短气"。此郁于中而不畅，其义稍别，而亦相通。皆脉力之能浮者也。

2. 沉脉

形状：见前沉脉形状条。

主病：见前沉脉中之兼脉条。

杂论：沉而细软为弱脉，沉而弦劲为牢脉，沉而着骨为伏脉。刚柔浅深之间，大有区别。矧每见表邪初感之际，风寒外束，经络壅盛，脉必先见沉紧，或伏或止，是不得以阳证、阴证脉为惑，惟急投以疏表之剂，则应手汗泄而解矣。

又沉虽属寒，然必察其有力无力，以辨虚实。沉而实者，多滞多气，故下手得沉脉，便知是气，气停积滞者，宜消宜攻；沉而虚者，因阳不达，因气不舒，阳虚气陷者，宜温宜补。不得一概混治也。

3. 迟脉

形状：见前迟脉形状条。

主病：见前迟脉中之兼脉条。

杂论：脉一息五至为和平，若一息三至，则迟而不及矣。阴性多滞，故阴寒之症，脉必见迟。迟而不流利则为涩，迟而有歇止则为结，迟而浮大且软则为虚。至于缓脉，绝不相类。缓以脉形之宽紧得名，迟以至数之不及为义。故缓脉四至，宽缓和平，迟脉三至，迟不前，二者迥别也。

张石顽曰："迟为阳气失运，胸中大气不能敷布之象"。故昔隶之虚寒。然多有热气内结，寒气外郁，而见气口迟滑作胀者。

程郊倩曰："迟脉有邪聚热结，腹满胃实，阻塞经隧而然者，癥瘕痃癖，尤多见之"。

余谓凡此类者，其脉必中指有力，按之必实。凡诊脉必兼察体势，若至数虽迟，而其势强体厚者，不但可知其热郁于内，并可测其病之入于血分矣。

《内经》曰："迟为在脏，正以其病在血分也。在血分则气行缓，故出入迟也"。

4. 数脉

形状：见前数脉形状条。

主病：见前数脉中之兼脉条。

杂论：火性急速，如阳盛之诊，脉来必数。数而弦急，则为紧脉。数而流利，则为滑脉。数而中止，则为促脉。数而过急，则为疾脉。数如豆粒，则为动脉。相似之间，极宜明辨。又有如数脉，人多不察；安知生死关路，尤宜体认。盖数按不鼓，则为虚寒相搏之脉。数而大虚，则为精血耗竭之脉。细疾若数，阴燥似阳之候。沉弦细数，虚劳垂死之期。又有驶脉，即如数脉，非真数也。

假热之病，误服凉药，亦见数也。世人诊得脉息急疾，竟不辨新病久病，有力无力，鼓与不鼓之异，率投苦寒，遽绝胃气，安得不速人于死乎！

5. 滑脉

形状：滑脉替替，往来流利，盘珠之形，荷露之义。

主病：得之主病多痰。寸滑咳嗽，或胸满吐逆；关滑胃热，或壅气伤食；尺滑病淋，或痢积，男子溺血，女子经郁。浮滑风痰，沉滑痰食。滑数痰火，滑短气壅。滑而浮大，阴茎溺痛。滑而浮散，中风壅痰。滑而冲和，则妊娠之兆。

杂论：气血有余，则脉来流利如水。兼浮者，毗于阳；兼沉者，毗于阴。世以或寒或热，古无定衡，不知衡之以沉浮可耳。其有骤诊如滑，不大不小，息数如常，只觉平动不鼓，喋喋而去，稍按即无力，此为元气已脱，仅存余气留连，脏腑经络之间，未尽断耳。先于死期旬日内，便见此脉，乃绝脉也，虽有卢扁亦难复苏。

6. 涩脉

形状：涩脉蹇滞，如刀刮竹，迟细而知，三象俱足。

主病：得之主病，血少精伤。寸涩心痛，或怔忡；关涩阴虚中热，右关上热，左关胁胀；尺涩遗淋，或血痢。孕为胎病，无孕血竭。涩而坚大为实热，涩而虚软为虚火。

杂论：涩脉而见极细极软，似有若无为微脉，浮而且细且软为濡脉，沉而且细且软为弱脉。三者皆指下模糊不清，实有区别也。凡尺中沉涩者，必艰于子嗣，正血少精伤之证。如怀子而得涩脉，则血不以养胎。无孕而得涩脉，将有阴衰髓竭之虑矣。然或禀赋经脉不利，或七情伤怀莫释。

或过服补剂，以致血气壅盛，或饮过度，不即运化；或久坐久卧，体物不运，独见涩象，则非伤精亡血之比也。

7. 虚脉

形状： 虚合四形，浮大迟软。及乎寻常，几不可见。

主病： 得之主病，血虚或伤曰暑。左寸虚，惊悸怔忡；右寸虚，自汗气怯；左关虚，血不荣筋；右关虚，食不消化；左尺虚，腰膝痿痹；右尺虚，火衰沉寒。

杂论： 虚之为义，中空不足之象，专以软而无力得名。其异于散脉者，虚脉按之虽软犹可见，散脉按之绝不可见。异于濡脉者，虚则迟大而无力，濡则细小而无力。异于芤脉者，虚则愈按愈虚，芤则重按而仍见也。

仲景云："脉虚身热，得之伤暑"。东垣云："气口虚大，内伤于气"。虚大而时显一涩，内伤于血。凡血虚非见涩弱，即弦细芤迟。盖伤暑脉虚为气虚，弦细芤为血虚。故芤脉及尺中微细者，为虚劳亡血失精。平人脉虚微细者，善盗汗出也。

慎斋云："洪大而虚者，防作泻。此脾家气分之病，大则气虚不敛之故耳"。

8. 实脉

形状： 实脉有力，长大而坚，应指幅幅，三候皆然。

主病： 得之主病血实热结。左寸实，舌强气涌；右寸实，呕逆咽痛；左关实，肝火胁痛；右关实，中满气疼；左尺实，便闭腹痛；右尺实，相火亢逆。实而紧，寒积稽留；实而滑，痰浊凝聚。

杂论： 实脉必大而且长，更浮中沉三部皆有力。其异于紧脉者，紧脉但弦急如切绳，而左右弹人手，实而且大且长。紧则热为寒束，故其象绷急而不宽舒。实脉乃邪为火迫，故其象坚满而不柔和。张石顽曰：实在表则头痛身热，实在里则瞋胀腹满。大而实者，热由中发。细而实者，积自内生。在伤寒阳明不大便而脉实者，则宜下；下后脉大实，或暴微欲绝，热不止者死。厥阴病下利脉实者，下之死。下利日数十行，脉反实者死。实脉之逆从可见矣。盖实坚太过，劈劈如弹石状，为肾绝之兆。其消瘅、鼓胀、坚积等症，皆以脉实为可治。若泄而脱血，及新产骤虚，久病虚羸，而得实大之脉，颇不易治也。

9. 长脉

形状： 如前。

主病： 得之主病有余。左寸长，君火旺；右寸长，胸满逆；左关长，木实；右关长，土郁；左尺长，奔豚；

岐黄之术自有传承

右尺长，相火。

杂论：长之为义，首尾俱端直也。凡实、牢、弦、紧四脉者，俱兼长脉，或以过于本位为长。不知寸而上过则为溢脉，寸而下过则为关脉，关而上过即为寸脉，关而下过则为尺脉；尺而上过则为关脉，尺而下过即为伏脉。安得以过于本位言者乎？惟其开关如长竿，齐起齐落，首尾相应，非若他脉之上下参差，首尾不匀也。《内经》云："长则气治，短则气病；长主于肝，短主于肺，皆平脉也"。反此则为有余之病，非阳毒癫痫，则阳明热深。若长而缓，百病皆愈。大概虽主乎病，亦属浅轻之症，其有如长之脉，或鳏寡思色不遂，心肝两部，则洪长而溢鱼际，皆是七情为患，而非有邪之脉也。或癫疝而右尺偏长，是又宿疾留经，而非无病之脉也。或寒入经腑，六部细长不鼓，此非报以辛热不能蠲除。若细长而鼓，又须清解，灵变在人耳。看得长脉多有兼见，不得偏执谓悉无病。但病得此，终非死脉。若老人两尺沉长滑实，寿可期颐，且征瓜瓞之盛。

10. **短脉**

形状：如前

主病：如前案语

杂论：短之为义，两端沉下，而中间独浮也。或以两端绝，不知上不贯通，则为阳绝；下不贯通，则为阴绝；俱为必死之脉。特两端稍沉，而气自贯通也。夫脉，血脉也。以其所动者，气也。气充满脉管中，则首尾齐起落，故形见长。气虚不能弃贯于脉，则气之来也，鼓指有力，气过之候，心房懈缓，不能应指矣，故其形似断非断而见短也。《经》曰："短则气病"，于此益明。

11. 洪脉

形状：洪脉极大，状如洪水，来盛去衰，滔滔满指。

主病：得之主病，气壅火亢。左寸洪，心烦舌破；右寸洪，胸满气逆；左关洪，肝横逆；右关洪，脾胀热；左尺洪，水枯便难；右尺洪，龙火燔灼。

杂论：洪者，喻其盛满也。凡洪脉只是根脚，阔大，却非坚硬，若大而坚，则为实脉矣。夫浮洪表热，多由阴虚；沉洪里热，多由寒束，前言之矣。更有中洪之脉，浮沉俱见细弱，独中候形体宽大，应指有力，此主脾阳不足，中气不畅，胸满腹胀之症，大致病根总由于湿，兼数则热，兼迟则寒。湿寒而脉洪者，正以气郁中焦，阴霾充塞，阳气不得宣行通畅，清浊升降不分也。此东垣升阳除湿汤之证治也。洪脉本属大热，其热为寒湿所郁者，中间必隐带一分弦意。若夫阴虚阳陷，内热郁蒸，肝（脉）见中洪，则不必兼弦矣。杨栗山曰："温病邪从内发，其脉不浮不沉，中得洪长滑数，重浊不清，此津液枯干，内热蕴结不散，脉见中洪者也"。高鼓峰曰："有一种脉，重按有力，却不弦紧，从肌肉渗开，漫无界限，此近乎浮洪豁大，是阴亡也"。此即所谓喘脉，满指虚动，不见正形，不见边际。若按之有力属实，是肝肾之血热；按之空豁无力属虚，是肝肾之阴燥也。实宣苦寒，虚宜甘润，此阴虚之中洪脉也。又尝见阴虚内热，阳陷入阴，血热沸腾，证见小便热赤，大便秘结，五心烦热，气短食少，脉来沉弦滑数，应指有力，实大异常。喻嘉言论热入血室曰："血热交并，则脉洪盛是也"。此阴虚之沉洪肺也，投清热养液，佐以宣疏，略兼健脾，提出阳气，出阴归阳，脉来渐见和平。故叶天士曰："养阴不在补血，而在生津"。王孟英谓："有增水行舟法也"。凡洪大之脉，不宜空，以其正气当盛也；不宜过实，以其邪气向外也。空则根不坚，实则邪内痼矣。

12. 微脉

形状： 微脉极细，而又极软，似有若无，欲绝非绝。

主病： 得之主病，气血大衰。左寸微，惊悸怯；右寸微，气促；左关微，寒挛；右关微，胃冷；左尺微，髓竭精枯；右尺微，阳衰命绝。

杂论： 微者，软而无力，细而难见也，轻按之而如无，故主阳气衰；重按之欲绝，故主阴气绝。久病得之，多不可救，以真阴将次绝灭也。卒病得之，犹可犹生，以邪气至深重也。

13. 细脉

形状： 见前细脉形状条。

主病： 见前细脉中之兼脉条。

杂论： 细者，小甚也。微则模糊而见，故比诸微，稍之较大，然俱为阳气衰败之候耳。大抵细而血少气衰，有此证则顺，无此证则逆，故吐逆失血，得沉细者生。忧劳过度之人，脉亦多细。春夏之令，少壮之人，俱忌细脉，以不与时合，不与形和也。故《内经》脉细诸条，如细则少气，细而附骨者，积也。尺寒脉细，谓之后泄；头痛脉细而缓，为中湿。种种皆阴邪为患，故胃虚少食，冷涩谓逆，便泄腹痛，自汗失精，皆有细脉，且以兼浮兼沉，在尺在寸，分别是裁决。如平人脉来细弱，皆忧思过度，内戕自元所致。若形盛脉细，少气不足以息，及病热脉细，神昏不能自持，皆脉不应病，法在不治。

14. 濡脉

形状：濡脉细软，见于浮分，举之乃见，按之即空。

主病：得之主病，髓竭阴伤。左寸濡，健忘惊悸；右寸濡，腠虚自汗；左关濡，血不荣筋；右关濡，脾虚湿侵；左尺濡，精血枯损；右尺濡，命火衰微。

杂论：濡者，软之类也。必在浮候，得见细软，若中候沉候，不可得而见也。夫濡脉之浮软，与虚脉相类，但虚脉形大，濡脉之细小。与弱脉相似，但弱脉在沉分，濡脉在浮分。濡脉之无根，与散脉相类，但散脉从浮大而渐至于沉绝，濡脉从浮小而渐至于不见。从大而渐至无者，为全凶之象；从小而至无者，为吉凶相半之象。浮主气分，浮举之而可得，气犹未败。沉主血分，沉按之而全无，血已伤残。在久病老人见之，尚未至于必绝，脉证合也。若平人少壮及暴病见之，名为无根，去死不远矣。

15. 弱脉

形状：弱脉细小，见于沉分。举之则无，按之乃得。

主病：得之主病，真气衰竭。左寸弱，惊悸健忘；右寸弱，自汗短气；左关弱，挛急；右关弱，泄泻；左尺弱，水涸；右尺弱，阳陷。

杂论：弱为沉而细小之候也。脉弱以滑，是有胃气；脉弱以涩，是为久病；以弱堪重按，阴犹未绝；若兼涩象，气血交败，生理绝灭矣。夫浮以候阳，今取之如无，阳衰之明验也。故《伤寒》首言弱为阴脉。在阳经见之，固属阳气之衰，《经》言：寸口脉弱而迟，虚满不能食；寸口脉弱缓，食卒不下，气填膈上。上二条，一属胃寒，一属脾虚，故皆生乎饮食。又形作伤寒，其脉又弦紧而弱。太阳中暍，身热疼而脉微弱。可见脉弱无阳，必无实热之理，只宜辨析真阳之虚与胃气之虚，及夏月伤冷水，水行皮中之所致耳。在阴经见之，虽为合脉，然阳气衰微也已极，非峻温峻补，谅难春回寒谷也。惟血痹虚劳，久嗽失血，新产及老人久虚，宜微弱，然必弱而和滑，可卜胃气之未艾。若少壮暴病而见脉弱，咸非所宜。脉弱而兼之以涩，即为气血交败，其能荣爨下之薪乎？

16. 紧脉

形状：紧脉有力，左右弹人，如绞转索，如切紧绳。

主病：得之主病，寒邪诸痛。左寸紧，心满急痛；右寸紧，伤寒喘嗽；左关紧，伤寒；右关紧，伤食。左尺紧，脐下痛；右尺紧，奔豚疝疾。浮紧伤寒，沉紧伤食。

杂论：张石顽曰："紧为诸寒收引之象"。亦有热因寒束，而烦热拘急疼痛者，如太阳寒伤营症是也。然必人迎脉紧，乃为表症之确候。若气口盛紧，又为内伤饮食之兆。《金匮》所谓脉紧，头痛风寒，腹中有宿食也。而少阴经中又有病人脉阴阳俱紧，反汗出者，亡阳也。此属少阴，法当咽痛而复吐利，是为紧反入里之征验。又少阴脉紧，至七八日下利，而脉暴微，手足反温，脉紧又去，为欲解也，虽烦热下利必自愈，此即紧去人安之互辞。不可下，脉证中则有脉来阴阳俱紧，恶寒发热，则脉欲厥。厥者，脉初来大，渐渐小，更渐渐大，是其候也。此亦紧反入里之互辞。因误下而阳邪内陷，欲出不入，有此厥逆进退之象，故言欲厥，脉变而紧状依然，非营卫离散，乍大乍小之比。而脉法中复有寸口脉微尺紧，其人虚损多汗，知阴常在绝不见阳之例。可见紧之所在，皆阳气不到之处，故有是象。若脉至如转索，而强直不和，是但紧无胃气也，岂堪引日乎。

17. 缓脉

形状：缓脉四至，来往和匀，微风轻飐，杨柳初春。

主病：得之主胃和无病。视其兼见，方可断证。浮缓伤风，沉缓寒湿。缓大风热，缓细湿痹。缓涩脾薄，缓弱气虚。左寸涩缓血虚，右寸浮缓风邪。左关浮缓，肝风内鼓；右关沉缓，土弱湿侵。左尺缓涩，精宫不及；右尺缓细，真阳皆衰。

杂论：缓者，宽舒和缓也。与紧脉正相反，不浮不沉，不大不小，不疾不徐，难以名状，所谓胃气脉也。但又有缓迟之缓，缓纵之缓，缓弱之缓。缓迟者伤湿也，缓纵者风热也，缓弱者气虚也。缓而兼涩者血虚也。浮缓者风伤经络，沉缓者湿伤脏腑。洪缓者湿热。细缓者寒湿。是皆有病之脉，非真缓脉也。尚有阴虚浮洪无力而缓，阳虚沉细无力而缓，是仅有肖缓之体，而未得缓之神也。

18. 弦脉

形状：弦如琴弦，轻虚而滑，端直以长，指下挺然。

主病：得之主病，肝风痰饮及痃疟。左寸弦，心痛；右寸弦，胸痛。左关弦，痃疟癥瘕；右关弦，胃寒膈痛。左尺弦，下焦停饮；右尺弦，足挛疝痛。浮弦支饮，沉弦悬饮。弦数多热，弦迟多寒。弦大主虚，弦细拘急。阳弦头痛，阴弦腹痛。单弦饮癖，双弦阴痼。

杂论：弦为六贼之首，最为诸经作病。故伤寒坏症，弦脉居多；虚劳内伤，弦常过半。总由中气少权，土败木贼所致，但以弦少弦多，以证胃气之强弱；弦实弦虚，以证邪气之虚实；浮弦沉弦，以证表里之阴阳；寸弦尺弦，以证病气之升降沉。无论所患何证，兼见何脉，但以和缓有神，不乏胃气，咸为可治。若弦而劲细，如循刀刃；弦而强直，如新张弓弦；如循长竿，如按横格，此皆弦无胃气，不可治也。又伤寒以尺寸俱弦，为少阳受病，如弦而兼浮兼细，为少阳之本脉；弦而兼数兼缓，即有入腑、传阴之两途。若弦而兼之以沉涩微弱，得不谓之阴乎？又伤寒脉弦细，头痛发热者，属少阳，此阳弦头痛也。阳脉涩，阴脉弦，法当腹中急痛，此阴弦腹痛，皆少阳部位也。凡表邪全盛之时，中有一部兼脉，或兼迟兼涩，便是夹阴，急宜温散汗下，猛剂咸非所宜，即非感冒，亦须体此。至于素有动气怔忡，寒疝脚气，种种宿病，而夹外感之邪，于浮紧数大中，委曲搜求，弦象必隐于内。多有表邪脉紧，于紧中按之，渐渐减少，纵之不甚鼓指，便当作弦例治。于浮中按之敛直，滑中按之搏指，沉中按之引引，涩中按之切切，皆阴邪内伏，阳气消沉，不能调和而显弦直之状，良非客邪紧盛之比，不可不察。

19. 动脉

形状： 动脉有力，其形如豆，厥厥动摇，必兼滑数。

主病： 得之主病惊痛。左寸动，惊悸；右寸动，自汗。左关动，惊悸拘挛；右关动，心脾疼痛。左尺动，乏精；右尺动，龙火迅奋。

杂论： 动者，动摇而急数也。两头俯下，中间突起，极与短相类。但短为阴，不数不硬不滑；动脉为阳，且数且硬且滑为辨耳。

20. 促脉

形状：促脉急促，数时一止，如趋而蹶，进则必死。

主病：得之主病，火亢而停物。左寸促，心火炎炎；右寸促，肺鸣咯咯。左关促，心滞；右关促，食滞。左尺促，遗精；右尺促，灼热。

杂论：促者，急促阳盛也。脏腑乖违，则稽疑阻碍，因而歇止者为轻。若真元衰惫，则阳弛阴涸，失其揆度之常，因而歇止者为重。然促脉之促，得于脏气乖违者，十之六七；得之于真元衰惫者，十之二三。或因气滞，或血滞凝，或因痰停，或因食壅，或外因六气，或内伤七情，皆能阻遏运行。故虽往来急数之时，忽见一止也。张顽石曰："促为阳邪内陷之象"。《经》云："寸口脉中，手促上击者，肩背痛"。观上击二字，则脉来搏指，热盛于经之义，明然心目矣。而仲景太阳例，有下后脉促胸满者，有下之利不止而脉促者，有下后脉促不结胸者，有脉促手足厥逆者。（上四条）一为表未尽，一为并入阳明，一为邪去欲解，一为转次厥阴。总以促为阳，里不服邪之明验。虽证见厥逆，只以用炙以通阳，不宜四逆以回阳，明非虚寒之理，具见言外。所以温热发斑，瘀血发狂，及痰食凝滞，曰暴怒气逆，皆令脉促。设中虚无凝，必无歇止之脉也。

21. 结脉

形状：结脉凝结，缓时一止，徐行不怠，颇得其旨。

主病：得之主病，阴寒或凝积。左寸结，心痛；右寸结，气滞。左关结，疝瘕；右关结，痰滞。左尺结，痿癖；右尺结，阴寒。

杂论：结者迟滞，阴盛也。热则流行，寒则停滞。少火衰弱，中气虚寒，失其乾健，则气血痰食，互相纠缠，故脉应之而结也。但须看有力无力，结而有力，方为积聚；结而无力，为真元衰弱。越人曰："结甚则积甚，结微则气微"。言结而少力为正气本衰，虽有积聚，脉结亦不甚也。

22. 代脉

形状：代脉禅代，止有常数，不能自还，良久复动。

主病：得之主病，脏衰危恶，脾脏败坏，中寒不食，吐利腹满。两动一止，三四日死。四动一止，六七日死。

杂论：代，为元气不续之象。《经》云："代则气衰"。在病后见之，未为死候。若气血骤损，元气不续，或七情太过，或颠仆重伤，或风痛家，脉见止代，只为病脉。伤寒家，有心悸脉代者；腹痛心疼，有结涩止代不匀者。凡有痛之脉止歇，乃血气阻滞而然，若不因病见止代者，是一脏无气，他脏代之，真危亡之兆也。即因病脉代，亦须至数匀者，犹或可生。若不满数至一代，每次依数而止，此必难治。《经》谓：

岐黄之术自有传承

五十动不一代者，以为常也，以知五藏之气。予之短期者，乍疏乍数也。又曰：数动一代者，病在阳之脉也。泄及血便脓血。此则阳气竭尽无余之脉也。所以或如雀啄，或如屋漏，或如弦绝，皆为代脉，见之生理绝矣。惟妊娠恶阻，呕逆最剧者，恒见代脉，以谷入既少，气血尽并于胎息，脉气不能接续，然以二三月时有之，若至四五月，胎已成形，当无歇止之脉矣。

23. 革脉

形状：革脉弦急，浮取即得，按之乃坚，浑如鼓革。

主病：得之主病，表寒或中寒。左寸革，心血虚痛；右寸革，肺虚气壅。左关革，疝瘕；右关革，脘痛。左尺革，精虚；右尺革，危殆。其在孕妇，半产漏下。

杂论：革者，言如皮革之坚也。表邪有余，内实不足，恰似鼓皮外急而中空。或以为即牢脉，不知革浮牢沉，革虚牢实，形证俱异也。大概革浮坚，牢沉实。每在外盛寒热极盛之时得之，革即格阳，牢即关阴。盖尺寸阴阳也，浮沉亦阳阳也，溢于寸与溢于浮无异也。其来势汹汹，而形体滑大者，或汗或下，犹可施治。若来势急缓无神，徒见形体坚搏劲急，此死阴之气，非寻常虚寒可比，峻用温补，犹恐未能挽回。大抵脉中，革与散之浮，牢与微之沉，皆虚实之极致，阴阳之偏绝，无有神丹，百难救一。

24. 牢脉

形状：牢脉沉分，大而弦实，浮中二候，了不可得。

主病：得之主病，内有坚积。左寸牢，伏梁；右寸牢，息贲。左关牢，积血；右关牢，痞癖。左尺牢，奔豚；右尺牢，疝瘕。

杂论：似沉似伏，牢脉之位；实大弦长，牢脉之体。惟虚沉分，故患属阴寒，亦惟弦实，故病多坚积。若亡血失精之人，则内虚而当得革脉，乃为正象，若反得牢脉，是脉与证相反，可卜死期矣。

25. 散脉

形状：散脉浮乱，有表无里，中候渐空，按之则绝。

主病：得之主病，本伤危殆。左寸散，怔忡不寐；右寸散，自汗。左关散，胀满蛊坏；右关散，溢饮。左尺散，水竭；右尺散，阳消。

杂论：散者，散乱自有而渐无也。故浮候之大，中候之顿觉无力，至沉候之则杳不可得矣。凡心脉浮大而散，肺脉浮大而散，皆平脉也。心脉软散为怔忡，肺脉软散为汗出，肝脉软散为溢饮，脾脉软散为胕肿，皆病脉也。若肾脉软散，诸病脉代散，皆死脉也。

26. 芤脉

形状：芤脉草名①，绝类慈葱，浮沉俱有，中候独空。

主病：得之主病失血。左寸芤丧血，右寸芤阴亡。左关芤肝血不藏，右关芤脾血不摄；左尺芤便红，右尺

———————
① 芤脉草名：按《诊家正眼·芤脉》作芤乃草名未改。

芤精漏。

杂论：荣行脉中，脉以血为形，芤脉中空，正脱血之象也。惟必于大脱血后始见耳，但芤固属于亡血。若芤而内外上下匀净如一，来往不大者，可峻用温润，以补其精血。若虽芤而中有一细劲线，或寸关尺有一部独大而鼓指，或来去大小不匀，此即虚中夹实，宜察其在气在血，为寒为热，设法疏之散之，攻之驱之，攻补兼施，须量邪正虚实之浅深，以定其缓急轻重也。

27. 伏脉

形状：伏脉隐伏，更下于沉，推筋著骨，始得其形。

主病：得之主病深入。左寸伏，血郁；右寸伏，气郁。左关伏，肝血在腹；右关伏，水谷寒凝；左尺伏，疝瘕；右尺伏，火衰。

杂论：伏者，气闭也，非气脱也。若全身脉伏沉，则亦气闷而死矣。故寸关之脉既伏，则心腹之脉不可伏也；两手之脉既伏，则跗阳、太谿之脉不可伏也。既伏者，无可诊也。诊其不伏之处，涌或上净，有踊跃之势者，伏脉也。旋引旋收，辄动旗帜，有反掣之意者，脱脉也。世谓伏脉推筋著骨而始见，是犹可见，只可谓为沉之甚者，细之甚者，微之甚者，而不得谓之伏。伏则两手直，不得见脉也，主暴病实病。凡卒尸急痛者有之，若久病虚弱，不宜有此。故伤寒十三日以上，脉尺寸陷者危。陷者，脉突沉小无力，此气欲脱也。《脉经》曰："伏者，霍乱"，此气闭也。《难经》以入尺为伏，为内关外格，阳乘之脉。覆即伏也，阳内闭而不出，阴外入以格拒之也。治伏者，只宜宣散，必无热补，以其外阴内阳，阳伏于内，实有物焉而非虚也，故曰伏也。若内阴外阳而至无脉，是阴阳隔绝，即脱矣。

28. 疾脉

形状：疾脉急速，数之极也，七至八至，脉流搏疾。

主病：得之主病，阳极阴绝。左寸疾，勿戢自焚；右寸疾，金被火乘。左关疾，肝阴绝；右关疾，脾阴消。左尺疾，涸竭难濡；右尺疾，赫曦过极。

杂病：疾者，急速甚也。惟伤寒热极，方见此脉，非他疾者恒有。若劳瘵虚惫之人，亦或见之，则阴髓下竭，阳光上亢，可决死期矣。盖人之生死由乎气，气之聚散由乎血，凡残喘之尚延，只凭一线之气未绝。今一息八至，气已欲脱，安望有生哉。

乙、十怪脉

1. 釜沸脉

形状：脉在皮肤，有出无入，如汤涌沸，息数俱无。

主病：三阳数极无阴之候，朝见夕死，夕见朝死。

杂论：怪脉者，其来不伦，夭亡之兆也。此脉气浮无根，尤以肺绝者多。

2. 鱼翔脉

形状：脉在皮肤，头定尾摇，浮浮泛泛，三阴数极。

主病：亡阳之征，当以死断。

杂论：心绝亦多见之。

3. 弹石脉

形状：脉多促坚，辟辟凑指。

主病：胃气败绝，主死。

杂论：肾绝亦多见此脉。

4. 解索脉

形状：脉如解绳，散散无序。

主病：脾胃气绝，主死。

杂论：解索者，言其忽疏忽密，与《内经》乍疏乍散同义。

5. 屋漏脉

形状：脉在筋肉，如雷之下，良久一滴，溅起无力。

主病：胃绝，主七八日死。

杂论：此亦坚而无胃气之候也。

6. 虾游脉

形状：脉在皮肤，如虾游波，杳然不见，忽来又急。

主病：大肠绝。

杂论：《内经》曰："脉至如丸，滑不直手。不直手者，按之不可得也"。与此同义。

7. 雀啄脉

形状：脉在筋肉，连连凑指，忽然顿无，如雀啄食。

主病：肝绝。

杂论：《内经》以脉至如横格，为胆气之不足。与此宜合参。

8. 偃刀脉

形状： 脉如循刃，无进无退，其数无准，四日难疗。

主病： 肾绝。

杂论：《内经》曰："偃刀者，浮之小急，按之坚大急，五脏菀热，寒热独并于肾也。其人不得坐，立春而死"。

9. 转豆脉

形状： 脉来如豆，周旋辗转，并无息数。

主病： 三阴气绝，死可立待。

杂论： 即《内经》所称转丸也。

10. 麻促脉

形状： 状如麻子，细微至甚。

主病： 三阳气绝。轻者三日死，重者一日死。

杂论： 脉最忌息数不匀，浮而无根，及坚搏不柔。所称坚脉者，失其常态，而即以此三者，为纲领也。

丙、舌诊

一、白舌苔

1. 微白薄苔舌

形状： 中根微白，边尖淡红，苔光滑有津。

主病： 无病之舌，惟元气元津不厚。

杂论： 无病人见此舌，可勿药。里虚症有此舌，宜投温补。若初感寒邪在太阳，头痛身热，恶寒无汗，脉浮紧，而见此脉舌，宜温散表药。

2. 白苔略厚舌

形状：中根白苔滑厚而花，舌尖红，舌边淡红。

主病：此苔不但无病，且元津元气充厚。

杂论：无病人有此苔，可勿药。

3. 薄白滑苔舌

形状：中根苔薄白而滑，尖深红或淡红。

主病：太阳里证舌。

杂记：若偏于脾胃寒湿，则舌白滑，湿而多津。若偏于心经热重，则舌深红少津。若初感热邪，在太阳则头痛，身热无汗，眩晕口干，鼻气热者，宜辛凉散邪，得汗自愈。凡白舌苔虽薄而燥，或舌边舌尖带红，此风热之邪，伤于气分，病在手太阴肺，只宜轻清凉解气分。若白苔边尖深红少津，是邪入肺，灼干肺津，不可辛温过表，宜清轻凉散为当，不可拘定白色为寒。

4. 厚白滑苔舌

形状：中根白厚滑者，边尖淡红。

主病：表病三四日，其邪尚在太阳；亦主脾胃有寒湿。

杂记：此舌表里证皆有之。伤寒邪在太阳，口不干，舌不燥，头痛发热，无汗恶寒，身痛，脉浮紧者，发汗自愈。若杂病里症，则宜温化矣。

5. 干厚白苔舌

形状：中根干白，无厚无砂，边不红。

主病：表病四五日未汗，热深微渴，过饮生冷，郁遏于内。

杂记：亦主脾热胃滞，盖舌苔白厚而干燥者，胃燥气伤而浊结不能化。若苔薄而干者，肺津伤也。

6. 淡白透明舌苔

形状：全舌明净无苔，淡白湿亮，间或稍有白浮胖，似苔非苔。

主病：年高胃弱，虽有风寒，不能变热。或误服汤药，伤其胃气。

杂记：不论老幼，见此舌即是虚寒。如伤风伤寒证，均无此舌。此舌为虚寒之本色。若感寒邪者，必有薄浮滑苔。

7. 左边白苔舌

形状：全舌淡红薄白苔，惟左边中截至根白苔偏厚。

主病：脏结之症，邪并入脏，最难疗治。

杂记：若见口渴、腹喜冷之阳症，可用下法，勿拘。

8. 右边白苔舌

形状：全舌淡红薄白苔，惟右边中截至根白苔偏厚。

主病：病在肌肉，邪在半表半里，必往来寒热。

杂论：有嗽咳引胁下痛，而见此舌，宜小青龙汤。夏月自利多汗，宜人能白虎汤。

9. 白苔黄心舌

形状：全舌白苔，中心黄苔，仍润滑者热轻，老黄兼黑者热重。

主病：太阳初传阳明腑病。

杂论：此舌伤寒传至阳明也。若微黄而滑润，仍当汗解。若苔焦，口渴烦躁、谵语烧热，始宜清下。若杂病里症，见此舌中黄刮不净者，脾胃实热也。若中间黄苔，一刮即明净，余苔俱白色不红，而多津湿润者，则为寒症。宜多经辨准。

10. 白苔黄边舌

形状：中根白滑，边黄白①滑苔。

主病：里寒外热，兼恶寒者必泄泻。

杂论：刮不脱或不净者，亦主脾胃真热假寒，心、肺、膀胱、肝为阳火逼迫，而移热于大肠也。其为病多咳痛，心胸热，小便涩，大便或结或泄，或泻赤白痢不等。

11. 白苔变②黄苔

形状：白苔中夹两条黄色苔。

主病：阳明里症夹温。邪热上薰，土色上溢，故令双黄。

杂论：杂症见此舌，为脾胃热而诸经无病。

12. 半白滑半黑黄舌

形状：半边白苔，半边或黑或老黄苔，不拘或左或右。

---

① 白：按《辨舌指南》作薄字未改。
② 变：按《辨舌指南》作双字未改。

主病： 寒邪热结在脏也。

杂论： 白滑无苔舌，虚寒体也。感寒邪者，色亦如此。若半边有黄黑苔，则寒邪已传里，郁结在脏，久则化火矣，当舍其白苔，急治其标。看某边色见老黄或黑者，即从黄黑边治。左黄黑者，邪火逼肝也；右黄黑者，邪火逼胆也。

13. 白苔黑根舌

形状： 舌苔白，渐黑至根。

主病： 火被火克之象。

杂论： 若黑根无积腻，白苔薄滑，刮之即净，舌上多津，口不渴，或渴而不消水者，真寒假热也。若黑根积腻粗涩，白苔干厚，刮之不净，无津，燥苔，口渴消水者，真热假寒也。

14. 白苔尖红舌

形状： 满舌白苔，而尖色鲜红。

主病： 热邪内盛，复感客寒。

杂论： 若舌根白，舌尖红，湿渐化热，余湿犹滞。若舌边尖红，中心燥白，乃上焦气分无形之热，其邪不在血分，切勿投滋腻血分之药。

15. 白苔中红舌

形状： 白苔舌，中轮红，尖亦兼白。

主病： 太阳经初伤寒邪之舌。津①液内亏，亦有少

---

① 津：按《辨舌指南》作元字未改。

阳受寒，经血素虚，而郁热俱不能解者。

杂论：此太阳经初传也。无汗宜发汗，有汗宜解肌。

16. 白苔尖红根舌

形状：舌尖苔白，根里红润。

主病：邪居半表半里，经血内亏，而郁热不解。

杂论：此邪在半表半里也。此证寒热往来，耳聋口苦，脚痛，脉浮弦，宜和解之。

17. 根白苔尖红舌

形状：舌尖红，根苔白厚。

主病：表邪不解，遏热不化。

杂论：舌红尖是本色也，白苔为表邪。如恶寒、头、身热，宜汗之；不恶寒，头痛、烦渴者，宜两解之。

18. 白尖中红根黑舌

形状：舌尖中红心，舌根灰黑。

主病：少阳邪热传腑，热极而伤冷饮。

杂论：若黑根多，白尖少，中鲜红或不甚红而干涩者，宜急下，黑根退净乃愈。

19. 白苔弦淡红舌

形状：全舌白苔，边沿淡红。

主病：在表证为邪初入里，丹田有热，胸中有寒，乃少阳半表半里证。

杂论：凡邪在半表半里者，多宜散表防里，若里证见此舌，乃寒结脾胃也。

20. 白苔红点舌

形状：白苔满布不滑，中有硃砂红点。

主病：暑疫失解，抑郁心阳。

杂论：此舌暑热入里营，表邪未解，宜清营热，泄暑邪。

21. 纯熟白苔舌

形状：白苔老极，如煮熟相似，到底不变，厚如物裹舌者。

主病：心气绝，而肺气之真脏见也。因食瓜果，冰水冷物，胃气先伤，阳气不得发越所致，为必死之候。

杂论：纯熟白舌，乃气血两虚，脏腑皆寒极也。急投甘温，至白色生活，方可转危。若用药迟疑，虚寒过度，难治。

22. 偏白舌

形状：全舌光白无苔。

主病：属虚寒症。如淡白兼微红无苔，则无病人也。

杂论：如瘟疫见此舌，则舌上必有烟雾白色盖满，而有恶寒发热，胸脘不清，或呕吐，头痛身痛，日晡烦热，口臭难闻等症，非表证也。

23. 白苔积粉舌

形状：白苔厚腻如积粉，边沿红。

主病：此瘟疫初犯膜原舌。

杂论：凡时疫初起，苔形粉白而厚，四边红绛者，

岐黄之术自有传承

此疫症初入膜原，未归胃腑，其势最雄，顷刻传变。吴又可用达原饮，加引经表药，透之达之。如兼太阳加羌活，阳明加葛根，少阳加柴胡。章虚谷云："瘟疫白苔，如积粉之厚，其秽浊重也。若舌本红绛，则邪热为浊所闭，故当急急透解"。倘舌白如积粉遍布，滑而不黄者，乃寒滞也，宜温中行滞，表症无此舌。

24. 白苔燥裂舌

形状：舌苔白厚，甚燥而裂。

主病：过汗伤营，血不能上荣于舌。

杂论：白苔燥裂，多因误服温补，灼伤真阴所致。无黄黑者，真阴将枯竭也，舌上无津，苔已干燥，故不能变显他色，脏腑有坏处，故舌形罅裂也。

25. 白苔干硬舌

形状：白苔干硬舌，有似砂皮，或燥如白砂。

主病：津液已干，燥邪入胃。若白苔润泽者，邪在膜原也。

杂论：初起白苔，即燥如白砂者，亦名白砂苔，此温燥之邪过重。亦有苔至黑而不燥者，或黄苔中有一二条白者，或舌前虽燥，根苔白厚者，皆夹湿、夹痰饮之故。亦有苔虽黄色，浇薄无地质者，胃阴虚故也。

26. 珍珠白泡舌

形状：舌质红或紫，起粉白薄苔，间杂白泡如珍珠。

主病：火极水化之象。较之紫、赤、黄、黑、芒刺者，更重。

杂论： 接以上论白苔舌之症状变化也。白色为寒，表症有之，里症有之，而虚者，实者，寒者，热者皆有之。凡白浮薄滑，其苔刮去即还者，太阳表症受寒邪也。全舌白苔，浮涨浮腻，渐积渐干，微厚而刮不脱者，寒邪欲化火也。辨伤寒舌，大约如此。

若杂病之人，舌白嫩滑，刮之明净者，里虚寒也。白厚粉湿滑腻苔，刮稍净，而又积如面粉，发水形者，里寒湿滞也。舌白粗涩，兼有珠点、有罅裂纹之苔，白干胶焦燥满苔，刮不脱，或脱而不净者，皆里热结实也。若白苔夹变别色，见于某部，即是某经病重，凡表里寒热虚实症者皆同。

白浮滑而带腻带胀，刮之有净有不净者，邪在少阳半表半里。

丁、黄舌苔

1. 初病微黄色舌

形状： 舌边淡红，中根淡黄而润滑。

主病： 初病者，表邪将罢而入里也。

杂论： 伤寒初病大汗，表病入里见此舌者，每发谵语。若热邪内传入深，及杂病里症见此舌者，均为实热。

2. 久病微黄苔

形状： 舌微黄而不甚燥。

主病：表邪失汗，初传于里。

杂论：杂病里症见此舌者，均为实热。如黄色一刮即净者，为无病，可以勿药。

3. 微黄不滑舌

形状：白中带黄，或微黄而薄，苔不滑，边尖仍淡红。

主病：少阳症罢，初见阳明里症。

杂论：白苔变微舌，伤寒表邪失于汗解，初传阳明。寒邪已化火，其症多大热大渴，从阳明经，发汗清解自愈。此邪在半表半里，不可骤下，致成陷胸。如全舌皆变，而苔涩，则宜大承气汤下之。

4. 深黄尚滑舌

形状：苔色深黄而滑，边尖淡白微红。

主病：邪热失汗，迫于中宫。

杂论：张石顽云："黄滑而湿者，为热未盛，结粪未实，不可攻下"。叶香岩云："黄苔不厚而滑者，热未伤津，犹可清热透表。苔虽薄而干者，邪虽去而津受伤也。若重之药当禁，宜甘寒清剂可也"。

5. 纯黄微干舌

形状：全舌纯黄，微干少津。

主病：舌见黄苔，胃热迫于内。若见微干，火灼津伤矣。

杂论：纯黄微干舌，伤寒传经至阳明腑。寒邪已化火，故舌中尤黄，其证多大热大渴，谵语不等。如杂病里症见此舌者，是脏腑皆热极。如舌苔黄而兼燥，外证不恶寒而反恶热，是伤寒外邪入阳明之里，或湿热内邪，欲出阳明之表。此时胃家热而未实，宜栀豉、白虎汤清之可也。必验其舌形黄厚焦老，中心裂纹，或起刺，腹中硬满胀痛，方用承气下之。

6. 黄干舌

形状：全舌干黄。

主病：里热已极，急下勿缓。

杂论：全舌干黄，脏腑均大热，有病皆属里症，不论伤寒杂病，见此舌即为实热。

7. 黄尖舌

形状：中根淡红，舌尖苔黄。

主病：热邪传入胃腑，元阴素亏。

杂论：黄尖舌，热邪初传胃腑也。如脉浮恶寒，则为表症未尽。

8. 根中渐黄舌

形状：根中渐黄，边尖白滑厚苔。

主病：根尖渐黄舌，外有白厚苔，热邪传膜原也。舌根渐黄至中央，邪初入胃也。

杂论：如有疫症，为已传三阳。如胸膈痛，大渴烦燥者，为伏邪内攻。

9. 黄尖白根舌

形状：黄尖中根白厚。

主病：舌根白尖黄者，其色倒见，反乎寻常，必少阳邪热传阳明府也。

杂论：此属伤寒少阳，传入阳明。须视其阳明症多者，宜大柴胡汤。少阳症多者，宜柴胡汤。如谵语烦躁内热者，宜调胃承气汤。

10. 白尖黄根舌

形状：舌尖白，舌根黄苔。

主病：表邪将解，而里热盛。

杂论：如大便难，胸中闷，睡时多梦者，里症实热也。又如伤寒见尖白根黄，为表症未罢，宜先解表热，后再攻里。若杂病见此舌，属实热里症，宜分经审病，宜用苦之药。

11. 黄根白尖短缩舌

形状：舌根黄，中心红，尖色白，短缩不能伸出口外。

主病：痰挟宿食，占据中宫。

杂论：此症多谵语烦乱，若黄根白尖中红赤者，表少里多也。

12. 黄大胀满舌

形状：舌黄胀大满口。

主病：阳明胃经湿热，蕴结不消。

杂论：黄大胀满舌，俱属阳明胃经湿热，每致令人眼黄身黄，身热便闭，口渴烦躁。

13. 黄苔黑心舌

形状：全舌黄苔，中心黑滑或通尖。

主病：阳明里热甚。

杂论：其黑滑在中者，均阳明里证。

14. 红心黄滑舌

形状：舌根黄滑，中淡红，尖红赤。

主病：湿热内盛，阳明胃腑受病。

杂论：若无病人见此舌，为脏腑微热，可以勿药。倘有病发，勿投温补。

15. 黄变沉香色舌

形状：舌色老黄，而兼灰焦燥之状，似沉香之色。

主病：黄变沉香色，老黄焦燥之状也。若胸满热甚，则全舌将变黑而生芒刺，邪毒最深。

杂论：舌苔老黄燥裂，为阳明实满，满及脐下少腹。若舌苔白而粘腻，为太阴湿满，满在心下胃口。若舌如沉香色，或黄黑而燥，脉沉实而小甚者，沉微似伏，四肢发厥，或渴喜热饮，此皆里气不通，速下其邪，即所以存津液也。

按以上论黄苔舌之证状变化也。黄色舌苔，表里实热症有之，表里虚寒症则无。刮之即净，即为无病；刮之不净，均为热症。浅黄腻薄者，微热也；干涩深黄腻厚者，大热也。芒刺焦裂，老黄或夹灰黑者，极热也。黄苔见于全舌，为脏腑俱热，见于某部，即是某经之热。表里证均如此辨，乃不易之理也。

表证风寒火暑燥，皆有黄苔。惟伤邪在太阳、少阳时，均无黄苔。待邪传阳明腑，其舌必黄，初浅久深，甚则老黄，或夹变灰黑，皆邪火里逼，实热里结诸危证，其脉往往伏代散乱，奇怪难凭，则当舍脉凭舌，专经急治，其为尽善。

戊、黑苔舌

1. 纯黑苔舌

形状：全舌纯黑，有润有燥。

主病：全舌黑苔，润者属寒，燥者属热。多主危凶。

杂论：满黑舌，凡舌色纯黑，本为阴绝，当即死，而有迟延不死者，非脏腑极热，即为极寒，尚留一线生机。苟能辨准寒热，却可不死。

如全黑无苔，而底纹粗涩干焦，刮之不净者，极热也。如全舌黑苔，而底纹滑湿润，如水浸腰子，淡淡瀜瀜，洗之不改色者，极寒也。

2. 纯黑无舌苔

形状：全黑无苔无点刺。

主病：全舌无苔，中心淡黑，冷而滑者，少阴寒证也。干而燥者，热极津枯也。

杂论：全黑无苔舌，如无点无裂①，湿滑多津，如浸水腰子，淡淡瀜瀜者，极虚寒也。如无点无裂②，干燥少津，光滑如镜③者，即绛色之变，阴虚肾水涸也。

---

① ②④⑤裂：按《辨舌指南》作皲字未改。
③ 镜：按《辨舌指南》作钱字未改。

妊娠者亦有之，宜十全甘寒救补汤加减酌用。如有点有裂④，干燥无津，涩指如锉者，极实热也。如黑色暗淡，无苔无点无裂⑤，非湿非干，似亮不亮者，阳虚气血亏也，久病见之不吉。凡见此舌，皆危证也。寒热虚实，务当细辨之，稍有不明，便易取祸。

3. 纯黄黑苔舌

形状：纯黄舌苔质，满黑苔垢滑润。

主病：阳明里症。

杂论：纯黄黑苔舌，乃实热已极，逼真阴也。不论何病何脉，确见其舌纯黄兼黑，苔厚涩，刮不净，或刮不脱者，即用凉下法。

4. 中心黑苔舌

形状：边黄白色，中心黑苔。

主病：脾胃郁热。

杂论：中心黑苔舌，若刮之即净，湿润多津者，真寒假热也。若刮之不净，干焦厚腻者，脾胃热极也。

5. 黑燥厚心苔舌

形状：舌中心黑厚，苔干燥，而边尖红色。

主病：邪热内灼，津液枯槁之候。

杂论：中心黑厚苔，舌苔燥厚，脾胃热极，宜白虎、大承气汤，相间连服，至黑净乃愈。

6. 中黑无苔干燥舌

形状：舌黑无苔，边红干燥。

主病：津液受伤，邪火用事，脉必细数，证必昏沉。

岐黄之术自有传承

杂论：此舌宜详辨。如中黑无苔，而舌底干燥，有小点纹可见者，乃胃经实热，并无六气侵扰也。如中黑无苔，而舌底湿嫩光滑，无苔无点纹者，乃胃经虚寒，亦非六气所扰也。

7. 中黑无苔枯瘦舌

形状：舌形枯瘦，质不甚赤，色黑无苔。

主病：伤寒过汗，津枯血燥。

杂论：若杂病里症见此舌者，乃脾胃素热，而又误服温补辛燥药，伤其真阴也。

舌中黑而枯，或略有微刺，色虽黑而中无积苔，舌形枯瘦，舌质亦不甚赤，其证烦渴耳聋，身热不止，大便六日，或十余日不行，腹不硬满，按之不痛，神识不昏，昼夜不得卧，稍卧或呢喃一二语，或常笑，或叹息，此为津枯血燥之候，急宜炙甘草汤。亦有直中少阴真寒，始病不发热，舌心黑色，非由黄白而变黑，其苔虽黑而滑，舌亦瘦小，此真脏寒。外证必厥冷昏沉，自利呕吐，脉沉迟，四逆附子辈急温之，稍缓不救。

8. 黑干短舌

形状：舌干焦黑短缩。

主病：手厥阴心包、足厥阴肝经，热势极深。

杂论：此极危症。用急下法，十可活二三。

9. 白滑黑心舌

形状：边白苔，中心黑苔。

主病： 表邪入里之候。

杂论： 若刮之即净而湿润者，真寒假热舌也。若刮之不净，而腻涩粗燥者，实热里症也。

10. 干白黑心舌

形状： 舌心燥黑，边干白无神。

主病： 太阳汗出不彻，热已入腑也。

杂论： 按：以上论黑苔舌之症状变化也。凡舌苔见黑色，病必不轻，寒热虚实，各证皆有之，均属里症，无表证也。

笔记： 在伤寒病，寒邪传里化火，则舌苔变黑，自舌中黑起延及根底者多，自根尖黑起者少。热甚则芒刺干焦而裂，其初必由白苔变黄，由黄变黑，甚至刮之不脱，湿之不润者，热极伤阴也。病重脉乱，舍脉凭舌，宜用苦寒以泻阳，急下以救真阴。在杂病见黑苔，因实热传里也。亦惟连泻炽火，毋使枯竭。

若虚寒而舌黑者，则必湿后无苔，多津，口不苦，唇不燥，无朱点，无芒刺，无裂纹，刮之明净，如水浸猪腰，有淡淡之形，是脏腑极寒之舌也。亦有真寒假热症，而见黑舌苔者，其舌必全黑而不分经，且必由淡白之时，忽然转黑，其初无变黄之一境，约略望之似有焦黑芒刺干裂之状，然刮之必净，湿之必润，环唇皆白而不红焦，寒结在脏也。其证亦周身大热，烦躁恶衣被，与实热邪火证相似，实则中央寒极，阳气尽发于外也。口大渴，喜饮冷水不多，与实热诸症略异，外假热内极寒也。患此假症之人，必烦乱昏沉，六脉必迟弱无力，大便结，常欲下而不下。

更有肾阴水亏，而舌黑者，颇似寒舌之光亮无苔，又似热舌之干焦无津。若肾虚绝，则舌黑过尖，言归于命，别无治法。以上各舌，学者须审慎细别之为要。

已、灰舌苔

1. 纯灰色舌

形状：全舌灰色。

主病：火邪直中三阴而夹冷食也。

杂论：纯灰舌，全舌无苔而少津者，乃火邪三阴证也，外证或烦渴，或二便闭，或昏迷不省人事，脉必散乱沉细伏代不等。舍脉凭舌，均属里证。凡直中三阴，始病无燥热，便见灰色，舌润无苔，更不变别色，此必内挟寒食，及冷痰水饮，或蓄血如狂等证，当随证治之。

又有感冒夹食，屡经汗下消导，二便已通，而舌上灰黑未退，或湿润，或虽不湿，亦不干燥者，不可因其湿，误认为寒，妄投姜附；亦不可因其不润，误投硝黄。此因汗下过伤津液，虚火上炎所致，其脉必虚微少力，治宜救阴为急。虽无心悸、脉代，亦当用炙甘草汤主之，内有生地、阿胶、麻仁、麦冬之甘润，可以滋阴润燥。盖阳邪亢盛，则用硝黄以救阴；阴血枯涸，则宜生地以滋阴，可不辨乎。

2. 灰尖舌

形状：舌尖灰黑，中渐渐红至根。

主病：已经汗解，舌尖见灰色者，宿食在胃口，或又伤饮食，热邪盛于膈内也。

杂论：灰黑尖舌，伤寒已经汗解，为宿食未消，或又伤饮食，热邪复之故，以调胃承气下之。若杂病里热见此舌，宜大承气汤重加黄连。

3. 灰多黄少苔

形状：舌中央灰多，惟黄舌苔。

主病：热传厥阴，膈寒盛而胃有停食。

杂论：如苔厚干燥，刮之不净者，乃热厥阴，脏腑实热，而脾胃之火尤炽也。其证多胃有积滞，二便闭，发热，大渴消水，自汗不止，出至颈以下不出。

4. 心灰弦黄舌

形状：舌心中根灰色，边弦皆淡黄。

主病：脏腑本热，疫毒复中脾胃。

杂论：此舌多见于伤寒证误服补中药，燥伤脾胃，宜大柴胡汤下之。

5. 灰色重晕舌

形状：淡质舌中，起灰黑重晕一二层，或灰舌黑晕。

主病：瘟疫热毒，传遍三阴也。热毒传内一次，舌增灰晕一层，一晕尚轻，二晕为重，三晕必死。

杂论：热毒中脏腑，火气交攻，故令舌灰色。内兼黑晕，为时疫热毒内中脾胃，逼及于肾，多见此舌。伤寒救治失宜，邪陷厥阴，亦有此舌。

6. 灰黑沿红舌

形状： 舌心灰黑，边沿与尖皆红。

主病： 伤寒化火，传入阳明而逼大阳。

杂论： 此舌多脾胃实火郁结，不得流通。

7. 灰中带紫舌

形状： 边围淡灰，中根淡紫。

主病： 时时自啮舌尖，为夹阴证，乃少阴厥气上逆，难治。

杂论： 瘟疫中脏者居多。伤寒邪传手少阴，热逼心营者亦有之。其证多卒然倒地，不省人事，或狂妄昏迷，或疾呼大叫，或自啮舌尖，拍胸嗟恨不等。

8. 灰中红底舌

形状： 全舌底红，中尖灰色。

主病： 凡灰色见舌中央而消渴，气上冲心，饥不欲食，食即吐蚘者，此热传厥阴，寒伤脾胃之候。

杂论： 若杂证见此舌，为实热里证。

9. 全灰干刺舌

形状： 全舌灰黑，满生干刺。

主病： 邪热结于手足少阴，肾水涸极之候。

杂论： 若灰黑舌起裂纹者，血液灼枯也，内热失治，邪火毒炽者有之，宜增液承气汤急下以救真阴，则裂纹自平矣。

10. 灰短硬卷舌

形状： 舌灰黑而燥，卷短而硬。

主病： 伤寒邪陷三阴，及实热证火逼三阴，危证也。

杂论： 以上论灰苔舌之症候变化。灰色不列五色，乃色不正也。舌见灰色，病机非轻。均里证，无表证；有实热证，无虚寒证；有邪热传里症，有时疫流行症，郁积停胸症，蓄血如狂症，其证不一，而其治法不外寒凉攻下。

庚、红舌

1. 纯红舌

形状： 红赤如瘀血之色，不杂他苔。

主病： 温热内蓄，自里达表。

杂论： 纯红舌，非纯而不杂即瘀血之色也。脏腑结热者，中时疫者，误服温补者，皆有之。此舌亦有表证者，则面及①周身必发热，头晕目弦，乍寒乍热，脉浮数，邪在太阳也。

2. 光红柔嫩舌

形状： 全舌鲜红柔嫩，光而无津液，或云镜面舌。

主病： 汗下太过，元津②耗竭③于内。

杂论： 红嫩无津舌，全舌鲜红柔嫩而无津液，望

---

① 面及：按《辨舌指南》作两脸字未改。

② 津：按《辨舌指南》作精字未改。

③ 竭：按《辨舌指南》作极字未改。

之似润，而舌燥涸者，乃阴虚火旺也。若舌绛而光亮者，胃阴亡也。如舌光如镜，外证口大渴，胸闷欲绝，干呕不止，此乃胃液受劫，胆火上冲，宜西瓜汁、金汁水、鲜生地汁、甘蔗汁，磨服木香、郁金、香附、乌药等味。

3. 红中微黄滑舌

形状：淡红舌中，见黄滑薄苔。

主病：伤寒五七日，舌中见黄苔，则为阳明证热势初盛也。苔干燥者，内邪热盛也。

杂论：舌质绛，粘腻上浮，暑湿酿蒸痰浊，蒙闭心包也。急用芳香逐秽，宣窍涤痰之品。若舌绛中仍带黄白等苔，是邪在营卫之间，当用犀、羚以透营热，荆、薄以散卫分表邪，两解以和之可也。

4. 红中黑斑舌

形状：全舌纯红，中有小黑斑点。

主病：湿疫热毒，陷于阳明，热极则斑黄狂乱，身上亦有红紫斑。

杂论：生斑舌，全舌纯红，而有小黑斑点者，脏腑皆热也。伤寒邪传阳明腑失治，以致邪火逼入三阴证，或疫毒直中三阴证，或湿热人误用辛温药，燥伤三阴，证均有之。

5. 红内红星舌

形状：纯红舌中，满布深红红星，如珠鼓起。

主病：温热伤于心脾也。

杂论：红星舌，乃脏腑血分皆热也。中燥者火，中疫毒者，实热人误服温补药者，皆有之。其病多大热大渴，心胸胀满，皮肤燥痒，日夜不寐，便闭溲涩。

　　6. 红内白泡舌

　　形状：舌红短而起白泡。

　　主病：口疮舌短而起白泡，声哑咽干，烦躁者，乃瘟疫强汗，伤其津液；伤寒失汗，遏热伤经。

　　杂论：此火气燔灼。因浮浅不入血络，故起白泡。

　　7. 红内紫疮舌

　　形状：纯红舌上起紫色泡。

　　主病：温疫多此舌，乃疫毒上蒸，肺胃受病。

　　杂论：红色紫疮舌，在心肺经位者，乃时疫毒中心肺，或梅毒注心肺，皆有之。

　　8. 深红虫碎舌

　　形状：深红舌中，更有红点坑烂，如虫蚀之状。

　　主病：水火不能既济，热毒炽盛。

　　杂论：舌绛碎而黄白腐点者，此温热邪毒蕴久不宣，蒸腐气血化为瘀浊，得风木之气化而成虫也。

　　叶天士曰："舌绛而有碎黄白点者，当生疳也"。

　　9. 红色人字裂纹舌

　　形状：深红舌中有裂纹，如人字、川、爻字者。

　　主病：相火上乘君位，致令舌红燥而纹裂作痛也。

　　杂论：人裂舌，红色中有裂纹如人字者，君火燔灼，热毒炎上也，故发裂也。然不论白黄各舌，若中有纹如川字、父字、人字不等，或裂直槽者，多有实热人误服补药，以致热火在脏腑相争。

10. 红细枯长舌

形状：舌色干红，枯而细长。

主病：少阴之气绝于内而不上于舌也。脉若衰绝，朝夕难保。

杂论：倘绛红无苔，干枯红长而有直纹透舌尖者，此阴亏已甚，手少阴之气已绝于内，不能上通于舌根，故不显苔也，命绝难治。若赤紫红色，中间尚带显苔腻者，虽有直纹透尖，亦为脏腑实热症，宜白虎、承气，合投可愈。

11. 红胀出口舌

形状：舌红长大，胀出口外，不餂者。

主病：热毒乘心，舌本弛长也。

杂论：用银针砭去恶血，以梅冰片和入人中黄末，渗于舌上即愈。

12. 红战舌

形状：全舌深红或淡红，蠕蠕瞤动于口中。

主病：深红属实热，淡红属虚寒。

杂论：深红、赤红而战者，宜三黄、石膏等汤。紫红、瘀红而战者宜三黄、白虎汤。淡红而战者，宜十全大补汤。鲜红、灼红而战者，宜六味地黄汤。此舌虚火、实火者有之，误治即坏。

13. 红痿舌

形状：舌本痿软，不能举动，色淡、深红、赤红、灼红不等。

主病：心脏受伤，心气不振，当参脉治施治。

杂论：痿者，软而不能动也。淡红痿者，宜补气血；深红痿者，宜凉气血；赤红痿者，宜清凉脏腑；紫红痿者，宜寒凉脏腑。鲜红灼红痿者，宜滋阴降火。惟绛红痿者，为阴亏已极，无药可救。

14. 红硬舌

形状：全舌深红或紫红，舌根强硬不语。

主病：邪结咽喉，舌根强硬，失音不语，死证也。脉若有神，外无危证者，亦有得生。

杂论：红硬舌，脏腑实热已极，又为燥火侵淫，或误服温药，则舌根强硬，不能言语。或时疫直中三阴者亦有之。均里症，实热症；无表症，虚寒证。若舌尖能动，而舌根胖硬不能言语，此痰阻舌根，有内风上逆也。脾肾之脉，皆连舌本。亦有脾肾气败而舌短硬不能伸者，其形色必枯瘁，多为死证也。

15. 红餂舌

形状：全舌紫红，频出口外，餂至鼻尖上下，或口角左右。

主病：热伤心脏，热极生风。

杂论：天行燥火时疫症多有之，全舌必紫而兼于脏腑，为疫毒内攻，逼迫心经，所以舌常出口，波弄不已。

按：以上论红舌之症状变化也。全舌淡红，不浅不深者，平人也。有所偏则为病。表里虚实热证，皆有红舌，惟寒证无此舌。如全舌无苔，色浅红者，气血虚也；色深红者，气血热也；色赤红者，脏腑俱热也；色紫红、瘀红者，脏腑热极也。中时疫者有之，误服温补者有之。色鲜红、无苔无点，无津无液者，阴虚火炎也。色灼红、无苔无点而胶干者，阴虚水涸也。色绛红、无苔无点，光亮如钱，或半舌薄小而有直纹，或有泛涨，而似胶非胶，或无津液而咽干黄涩不等。红光不活，绛色难名，水涸火炎，阴虚已极也。

瘦人每火，偏于实热。医者拘于外貌，而辄指为虚，误服温补，灼伤真阴。或误服滋补，使郁火渐耗真阴，亦绛舌而为阴虚难治矣。不论病状如何，见绛色舌则不吉。《舌鉴》引仲景云：冬伤于寒，春变为温病，至夏变为热病。故舌红面赤，此专言温疫与伤寒也。然红舌各病，实非温疫伤寒所可赅括，勿泥古以致误。

辛、紫舌

1. 纯紫苔舌

形状：全舌浑紫，色上浮苔。

主病：舌见浑紫色者，乃酒后伤寒舌也，或伤寒在表，不用药而以葱酒发汗；或未汗又饮烧酒取汗，致令酒毒入心，心含酒毒，故舌见紫色。况汗未尽邪热至甚，又加酒毒愈助其热。

杂论：伤寒二邪化火，或中时疫毒，或误服温补药，或内热郁结诸症，皆有之。

2. 紫上白苔舌

形状：全舌紫色，中心白苔上罩。

主病：此醉后伤寒，或服①饮冷酒，停积不散。亦令人头痛，身热恶寒，是酒毒在太阳也。

杂论：紫上白滑舌，为脏腑本热，或因感冒时邪。若白不滑而厚腻，则实热内蓄也。

3. 紫上黄苔湿润舌

形状：外淡青紫色，中有黄滑湿润苔。

主病：食填胃口，寒伤太阴。

杂论：此即阴症夹食之候，脉必沉细，而心下、脐旁，按之必硬痛。

4. 紫上黄苔干燥舌

形状：外紫干色，中有黄燥苔。

主病：嗜酒食辛之人，又伤寒邪。至四五日，舌紫上积干黄苔者，是湿火内盛。

杂论：紫上黄苔干燥舌，乃脏腑素热，脾胃尤甚。或嗜酒积热，或燥火入里，或误服温补，皆实热里证。

――――――――――

① 服：按《辨舌指南》作误字未改。

5. 淡紫灰心舌

形状：外边皆淡紫，舌心带灰，或青黑不燥。

主病：湿中生热，热伤血分。

杂论：此舌虽有下症，只宜犀角地黄汤，加酒洗大黄微利之。

6. 淡紫带青舌

形状：全舌淡紫带青，滑润无苔，舌质瘦小。

主病：伤寒真中肾肝阴证，阴寒之象。外证若见面青唇紫，男子囊缩，妇人乳缩，厥逆筋急，直视等证，厥阴败症也，不治。

杂论：此舌急宜吴茱萸汤，四逆汤温之。

7. 紫上青肿干焦舌

形状：舌边紫，而中心赤肿或青肿。

主病：伤寒阳明受邪，或已下后，即食酒肉，邪热复聚。

杂论：杂病见此舌，乃脾胃实热已极，急与凉下，至赤肿消尽则愈。过于迟疑，势必误人。

8. 紫尖瘟瘰舌

形状：舌色淡紫，尖生瘟瘰。

主病：盛寒后不戒酒食，或醉饱后感寒，遏热于里，血气不得流通。

杂论：时热、酒湿、梅毒等症皆有之。按以上论紫色舌之症状变化也。紫见全舌，藏府热极也。

紫之微盛，亦热毒之微甚也。见于舌之某部，即某经之郁热也。伤寒邪化火者，中时疫者，内热薰蒸者，误服温补者，酒食湿滞者，皆有紫舌。有表里实热症，无虚寒症。凡辨舌无苔，则论舌之本色，有苔则凭舌之见色，参之望问，以判表里寒热虚实之真假，虽不中不远矣。

壬、霉酱舌

1. 纯霉酱色舌

形状： 全舌黄赤兼黑之色，如沉香之色也。

主病： 饮食停填塞于胃，复为寒邪郁遏，内热不得外泄，湿气薰蒸。

杂论： 纯霉酱色舌，为实热蒸胃，为宿食困脾。伤寒传阴，中暑烦躁，腹痛泻利，或闭结、大渴大热，皆有此舌。

2. 中霉浮厚舌

形状： 全舌灰黑兼紫，中霉厚苔，如酱饼浮于舌中。

主病： 食积中央，湿滞不化之象。

杂论： 此舌亦自宿食在中，郁久内热，胃伤脾困。刮不净而即生者，宜下之。

3. 霉黄色舌

形状： 舌霉色中有黄苔者。

主病： 湿热之物郁结中央。

杂论： 以上霉酱舌之症状变化也。霉酱舌者，有黄赤兼黑之状，乃脏腑本热，而夹有宿食也。凡内热久郁者、夹食中暑者、夹食伤寒传太阳者，皆有之。凡见此舌，不论何证何脉，皆里症实热症，无表证虚寒症。

癸、蓝舌

1. 纯蓝色舌

形状：全舌纯蓝，如染布三蓝之色。

主病：中土气衰，胃阳将绝之候，见之百不一生。

杂论：凡病舌见蓝色无苔者，不治。若蓝色而有苔者，心肝脾肺胃为阳盛内攻，热伤气分，以致经不行血也。其症有癫狂大热大渴，哭笑怒骂，捶胸惊怪不等，下之或愈。若孕妇见蓝色者，胎死腹中也，然不尽然。

2. 蓝纹舌

形状：全舌微蓝，有蓝色之纹。

主病：胃土气衰，肝气相乘之候。

杂论：在伤寒为胃气衰微，在杂病为寒食积滞。

3. 葡萄瘟舌

形状：全舌微蓝中兼青、兼紫、兼黄、兼酱等，具有五色杂呈。

主病：瘟病中之一，原杂病气、尸气与杂气酝酿而成，其舌或青、或紫、或酱、或黄、或蓝，可按法治之。

杂论：口舌起泡如葡萄，并有青、黄、紫、黑、绿罩于舌上，唇肿，咽痛，口秽喷人，臂斑或紫或蓝或起紫泡。甚心胸亦有灼热神昏，便闭溲短，夜不眠，脉细小数而涩，此痰阻上焦，热伏营分，气机郁结，热毒上涌也。

按：以上论蓝舌症状之变化也。蓝者，绿与青碧相合，犹染色之三蓝也。舌见蓝色，而尚能生苔者，藏府虽伤未甚，犹可医治。若光蓝无苔者，不论何脉，皆属气血极亏，势难延年。

（子）问诊

一、症候

1. 寒热

形状：寒热之有无，多少及时间。

主病：辨病之在表在里。

杂论：人伤于寒，则病为热。故凡身热脉浮，头疼体痛，而得于暂者，必为外感。若无表病症，而身热不解，亦属内伤。然亦必有内证相应。凡身经旬，或至月余不解，亦有仍属表证者，盖因初感寒邪，身热头痛，早用寒凉，以致邪不能散，或虽经解散，而药不及病，以致留蓄在经，其病必外证多，而里证少，此非里也，仍当解散。

凡内症发热者，多属阴虚，或因积热。必有内证相应，而其来也渐。盖阴虚必伤精，伤精者必连脏。

证可凭。或紧或数，有脉可辨。须察其真假虚实，孰微孰甚而治之。

凡全非表证，则或有阳虚而汗者，须实其气；阴虚而汗者，须益其津；火盛而汗者，凉之自愈；过饮而汗者，清之可宁。

3. 头身

形状：头身之痛不痛。

主病：头察上下，身察表里。

杂论：头痛者，邪居阳分；身痛者，邪在诸经。前后左右，阴阳可辨；有热无热，内外可分。但属表邪，可散之而愈。

凡火盛于内而头痛者，必有内虚之证，或在喉口，或在耳目，别无身热恶寒，在表等候者，此实热于上，病在里也。察在何经，宜清宜降，高者抑之，此之谓也。若用轻扬散剂，则火必上升，而痛愈甚矣。阴虚头痛者，举发无时，是因酒色过度，或遇劳苦，或逢情欲，此为里证。或精或气，非补不可。头痛属里者，此其常也。大多由于火，然亦有阴寒在上，阳虚不能上达而痛甚者。其证则恶寒呕恶，六脉沉微，或兼弦细，当温通补之。

凡云头风者，此世俗之混名。然必有所因。凡求其本，辨而治之。眩晕或头重者，可因之以辨虚实。盖病中眩晕者，多清阳不升，上虚而然。至于头重，尤属上虚。经云："上气不足，脑为之不满，头为之苦倾也"。

凡身痛之甚者，亦当察其表里，以分寒热。若感寒作痛者，或上或下，原无定所，随散而愈，此表邪也。若有定处而别无表症，乃痛痹之属，邪气虽亦在经，当以里症视之。但有寒热之异耳。若因火盛者，或肌肤灼热，或红肿不消，或内生烦渴，必有热症相应。治法宜清宜寒，若并无热候而疼痛不止，多属阴寒，以致血气凝滞而然。所谓痛者寒气多也，有寒故痛也，必温其经，使血气流通，其邪自去矣。若劳损病剧而忽加身痛之甚者，此阴虚之极，不能滋养筋骨而然，营气惫矣，无能为也。

4. 二便

形状： 二便之有无，多少及色泽。

主病： 无论内伤外感，察此以辨寒热虚实。

杂论： 前阴通膀胱之道，而其利与不利，热与不热，可察气化之强弱。凡患伤寒而小水不利者，以太阳之气未剧，吉兆也。

后阴开大肠之门，而其通与不通，结与不结，可察阳明之虚实。

凡大便热结而腹中坚满者，方属有余，通之可也。若邪近得解而不甚干结，或旬不解，而无胀意者，便非阳明实邪。所谓大便先硬后溏者，不可攻。可见后溏者，虽有先硬，已非实热。矧夫纯溏连日得后者，又可知也。

若非真有坚燥痞满等症，则原非实邪，其不可攻明矣。

　　凡小便但见其黄，便谓是火，而不知人逢劳倦，小水即黄；焦思多虑，小水亦黄；泻利无期，小水亦黄；酒色伤阴，小水亦黄。使非有或淋或痛，热症相兼，不可因黄便谓之火。《经》云："中气不足，溲便为之变"。义可知也。小水清利者，知里邪之未甚，而病亦不在气分。以津液由于气化，气病则小水不利也。大小皆为元气之关，必真见实邪，方可议通议下，否则最宜详察审慎，不可误攻。使非真实而妄逐之，导去元气，则邪之在表者，反乘虚而深陷，因内困者，必由泻而愈亏。所以得病不足，慎勿强通。最喜者小便得气而自化，大便坚固者弥良。营卫既调自将通达，即大肠秘结旬余，何虑之有？然亦未可拘泥，若滑泄不守，乃非虚弱者所宜，当首先为之防也。

　　5. 饮食

　　形状：能否饮食，嗜食何味及冷热。

　　主病：一察胃之清浊，二察脏腑之阴阳。

　　杂论：病由外感而食不断者，知其邪未及脏，而恶食不恶食者可知。病因内伤而饮食变常者，辨其味有喜恶，而爱冷爱热者可知。素欲温热者，知阴脏之宜暖；素好寒冷者，知阴脏之可清。或口腹之失节，以致误伤，而一时之权变，可因以辨。故饮食之性情，所当详察。而药饵之宜否，可因以推也。

　　凡诸病得食稍安者，必是虚证。得食更甚者，或虚或实皆有之。

6. 胸

形状：胸之闷与不闷。

主病：辨膻中之间，有邪无邪，及宜补宜泻。

杂论：凡胸腹胀满，不可用补；不胀不满，不可用攻，此为大法。然痞与满不同，当分轻重。重者胀塞中满，此实邪也，不可不攻；轻者但不欲食，不知饥饱，似胀非胀，中空无物，乃痞气耳，非真满也。此或邪陷胸中者有之，或脾虚不运者有之。病者不知其辨，但见胃气不开，欲食不进，问之亦曰饱闷，而实非真有胀满。此在疑虚疑实之间，若不察其真确，未免补泻倒施，必多致误，为害不小。

今人病虚证者极多，非补不可。但用补之法，不宜造次。欲察其可补不可补之机，则全在先察胸腹之宽否何如，然后以渐而进，如未及病，再为放胆用之，庶无所碍，此用补之大法也。

虚证势在危急，补剂难容少缓，亦必先向其胸宽者，乃可骤进。若元气真虚，而胸腹又胀，是必虚不受之证，若强进补剂，非惟无益，适足偾事。

7. 聋

形状：耳之聋不聋。

主病：察病之经界。

杂论：伤寒三日，少阳受之，故为耳聋。此以寒邪在经，气闭而然。未有不因气虚而然者，所谓积脱者耳聋。又耳聋无闻者，阳气虚也。盖属气虚者什九，气闭者什一耳。耳聋有轻重，轻者病轻，重者病重。若随时渐轻，可察其病之渐退，进则病亦进亦。若病至聋极，甚至绝无闻者，此诚精脱之证，皆主不治。

耳之聋其原因：一、生理构造受破坏。二、由于某些疾患所致。

8. 渴

形状：口之渴不渴。

主病：察里症之寒热，而虚实之辨，亦从此见。

杂论：凡内热之甚，则大渴喜冷水不绝。腹坚便结，脉实气壮，此阳证也。口虽渴而喜热不喜冷者，此非火证，中寒可知。既非火证，何以作渴？水亏故耳。

凡病人问其渴否，则曰口渴；问其欲汤水否，则曰不欲。盖其内无邪火，所以不欲汤水；真阴内亏，所以口无津液，此口干也，非口渴也，不可以干以渴治。

凡阳邪虽盛，而真阴虚者，不可因其火盛喜冷，便云实热。盖其内水不足，欲得外水以济，水涸津精亏，真阴枯也，必兼脉证细察之。此而略差，死生立判。

二、杂项

1. 年龄

形状：稚幼壮老。

主病：察气血之盛衰。

杂论：病有与年龄相关者。痰饮等疾，非壮年所有，以其阳气充足，不易搏聚津液。又如妇人五十岁时，月经淋漓不止，即须防其血崩之渐。故于年龄之询问，虽非每病需要，而有时实可借以取断。况同一病症之宜大下、大汗者，因年事之过稚、过老，即须审慎斟酌乎。

2. 居处

形状：潮湿干燥。

主病：察禀赋之寒热。

杂论：人恒谓南方无正伤寒，此言殊未可信。但东南温暖卑湿之区，湿热独重，气多薄弱，香岩之方洵多特效，不可拘泥一家也。尝见舟子等以水为事，感寒积湿为多，药偏辛温多功，可见一斑。余以议病立法，因人施方，虽不命中，胜于偏颇。

3. 性情

形状：躁静刚柔。

主病：察气血之舒郁。

杂论：性刚者肝胆气旺，易于恼怒。性柔者，肝胆气弱，易于忧郁。恼怒则相火易动，而多失血等症。忧郁则脾气易结，而多痞闷等症。故七情之病，多关于平日性情，尤宜详问。

4. 嗜好

形状：烟酒色欲。

主病：察体质之阴阳。

杂论：嗜好为人生所不能免。而体质为之无形移化。如吸烟阴虚，嗜酒则胃热，色欲则伤肾。凡吸烟而大便秘结，乃肠中液枯，只宜滋润，不须大下；若见泄泻不止，即属烟漏，委为难治，不可不注意之。

5. 环境

形状：安舒愁闷。

主病：察气分之舒郁。

杂论：性情属于禀赋，环境由于人事。《内经》所举先富后贫，先贫后富，先贵后贱，先贱后贵等，均为环境立说。尤甚者，且有由环境而易其性情，则医者不仅因此可以断病，并得因此施以精神治疗。

6. 职业

形状：劳心劳力。

主病：察气血之强弱。

杂论：劳力者所病，以外邪饥饱为多；劳心者，恒多内外相兼，故治劳力易而治调劳心难。况有种种疾病，随其功作而起。如多坐少动者，每患气滞；多言少默者，每患气耗。所谓职业病者是，此时不从根本着想，必无消弭之一日。

7. 经过

形状：进退变化。

主病：察病机之趋向。

杂论：时病最多变化，其已往之象，决非决断所知；杂病每费时日，其已往之迹，亦非诊断能知，则惟赖于详问矣。故医者但顾目前，不追已往，最足债事，

岐黄之术自有传承

且以前所服之方，处处足资借镜乎。

（丑）杂病

一、症象

1. 气粗

形状：呼吸有力而不和平也。

主病：阳明热盛时见之。

杂论：气粗为肺举叶张之浅者，就其标言，病在肺；求其本言，病在胃。胃中积热，气不清降，肺为所薄也。凡太阳少阳，鲜有是症。

2. 气微弱

形状：呼吸低细，为气粗之反。

主病：诸虚不足，病在于阴。

杂论：气微弱者，正气固衰，邪气亦衰也。故恒见于热病已愈，正气未复之时。若在杂病，以失血证为最显，在伤寒以两候后为多见。

3. 气短

形状：呼吸较常人为短。

主病：内伤虚证。

杂论：气短微弱，俱属不足，但实际不同。微弱者静，短者躁。微弱无声，短则带粗。微弱者气不足以息，言不足以听，状态则自然。短者气若有所窒，语若不能续，状态则勉强。故微弱为病退之时，气短属病进之候。

4. 气喘

形状：呼吸粗而且促，有起有迄，俗称气急。

主病：肺胃有热，或风寒痰沫壅塞肺气。

杂论：伤寒有汗而喘，无汗而喘，属于太阳阳明热盛。小儿之肺风痰喘，属于风堵塞上焦，似以实症为多，然亦有肾不纳气而致者。必须察其兼症，庶免误认不足之阴症，为有余之阳证。

5. 鼻扇

形状：鼻孔施张不已，有如扇状。

主病：肺气壅塞而不利，或肺气衰竭而难息，多属危候。

杂论：此证每与气急并见。初病见之为急性肺病，不当作寻常伤风论，急与宣达，不可清降。久病见之，为肺肾气绝，如褥劳、肺痿、煎厥等，例多不救。

6. 息高

形状：呼吸及胸而止，其肺部之起落，仅在胸膈以上。

主病：虚证危候。

杂论：伤寒下后息高多死。杂病久病息高，见衰弱症，亦多难救。

7. 息坌

形状：胸高肺胀，其喘大起大落，有如鼓气风箱。

主病：多属急性肺病。

杂论： 息坌者，气息坌涌也。甚者，胸腹皆膨胀，鼻孔窒狭难通，以小儿伤风，妄施泻肺为多。

8. 肩息

形状： 每次吸气，其肩息必动。

主病： 肺气大虚，肾不能纳。

杂论： 此症每于哮喘最剧时见之。盖气道极窒，体力极弱，吸气时非用全身不可，既出全身，必肩为振动。标虽在肺，源实在肾，所谓肾元纳气也。若兼见局部浮肿，或大肉削脱，去死不远矣。

9. 气咽

形状： 喘息只见吸入，不见呼出，甚势甚疾。

主病： 临死气绝之象。

杂论： 无论何病，至最后时，类有一种喘息，与它种迥然不同，有似呜咽，生命在顷刻间矣。

10. 囟陷

形状： 囟门下陷，宛如碟子。

主病： 惟三岁之内小儿有之，均属危候。

杂论： 初生小儿，囟门多动，先天薄弱者，有至二三岁而仍翕翕浮动者，但不可陷。若陷而兼见舌根及颚上有白糜，轻者数点，重者满口，目上簾眼眶骨之内陷作弧形，及泄泻清水等，则尤为大危极险之候。

11. 颈动脉搏动

形状： 结候两旁脉起落跃动。

主病： 水肿及温病热盛。

杂论： 凡病势暴急而险者，及势渐而临危者，亦多颈脉跳动，特水肿势盛则较剧烈耳。

12. **手颤**

形状： 手臂或手指颤动，不能禁制。

主病： 肝风惊厥。

杂论：《内经》云："肝之变动为握"。握赜拘挛、抽搐而言，俱血虚热极之象，非轻症也。

13. **抽搐**

形状： 手足忽伸忽缩，亦称瘛疭。

主病： 肝风内动，见于惊痉等病。

杂论： 此亦肝风虚蓄热之象。欧医认为司运动之神经，因热炙而紧张所致，其理相通。盖中医所称之肝病，多属欧医之神经病。但热病例于神经，无直接影响，热病而与神经生关系，必其发病之初，曾经七情郁结，或误服热药，此理宜辨。

14. **脚踡**

形状： 两足踡曲，能使伸直，但须臾之间，不知不觉，又复踡曲。

主病： 阳气不足。寒邪盘踞，病在少阴。

杂论： 仲景以但头汗出，踡卧欲寐，脉沉细，为少阴病，踡卧即脚踡也。

15. **项反折**

形状： 颈项反折，头脑后仰。

主病： 痉病及小儿惊风。

杂论：此症有初起即见者，有外感传变始见者，有久病虚甚，延成慢惊而见者，不能一例。西医称为延髓膜炎。

16. 戴眼

形状：两眼向上，凝静不合。

主病：肝经热盛精绝之候。

杂论：目之所以圆转自如者，因有筋为之系。目为肝之窍，肝热精绝亦有之。太阳之脉起于目内眦，故绝亦上戴。

二、色泽

1. 额黑

形状：颜额黑暗。

主病：肾虚女劳疸及水气病。

杂论：肾虚而水色上泛为多，预后不良。其有眼簾上一块黑斑，它处皆无者必死。妇人眼眶现黑晕者，大半肝肾虚而带下。

2. 鼻青

形状：鼻旁色青。

主病：中宫寒冷，小儿慎防抽搐。

杂论：脾胃阳虚，腹痛泄泻，每见青色，以小儿为最显。若环唇亦青，乃险症也。

3. 唇黑

形状：口唇黑如涂墨。

主病：阳热亢盛。

杂论：唇色本红，红而鲜艳为热，红而紫，紫而黑，则亢甚矣，往往兼见干燥如破裂，急投养阴清火，或可转安。

4. 齿枯

形状：齿如枯骨。

主病：热盛津干。

杂论：伤寒温病末传皆有之。轻者干而不枯。

5. 面尘

形状：面色灰滞不洁，如蒙尘垢。

主病：湿温病最易发现。

杂论：湿温蕴蓄太阴、阳明，其气不清，色随混浊，故湿温病以面尘，足不温为确据。

6. 甲错

形状：肌肤糙如鱼鳞，抚之忤手。

主病：血虚及瘀血。

杂论：仲景以大黄蟅虫丸治肌肤甲错，即泻其瘀血也。但瘀血既净，及血不润养而致者，非滋血不可。

7. 爪甲白

形状：爪甲下血色淡白不华。

主病：产后脱血虚劳。

杂论：验爪甲亦为诊断之确据，以其为人身上血色最显处也。色白者为脱血，色紫者为郁血，色黄者为黄疸，色青者为厥冷，均宜知之。

岐黄之术自有传承

三、声音

1. 呻吟

形状：缠绵困苦之音。

主病：主痛。兼攒眉者，头痛；不能转侧者，腰痛；手抚心下者，脘痛。

杂论：呻吟者，病人不胜其痛苦之音也。凡病至沉重，往往闻之，虽不专主呼痛，而以痛为最甚。

2. 吁气

形状：时作太息之音。

主病：气分郁结。

杂论：肝气胸脘闷痛，恒多吁气，以气出则闷痛舒畅也。故此症实者多而虚者少，与噫气相同。

3. 独语

形状：喃喃自语，如有所遇。

主病：思虑伤神，心血不足。

杂论：久痛心血不足，心神不安，往往自诉已往，或虑将来，言语不清，杂乱无序，勿以等闲视之。

4. 声轻

形状：语声低微。

主病：气分不足。

杂论：此气虚不能发扬也，甚则断续不相连接。

5. 声重

形状：语声重浊不清。

主病：伤风及疼痛。

杂论：伤风咳嗽之声，最为重浊易辨，湿遏中气，亦多遇之。

6. 声高

形状：声高叫喊，甚于平常。

主病：热盛发狂。

杂论：阳明热极，轻狂不静，多见此症，甚则骂詈不避亲疏。

7. 声嘎

形状：咽喉瘖哑，发声不扬。

主病：肺受风寒，气络闭塞。

杂论：肺虚津燥，音亦易哑。所谓金实不鸣，金破亦不鸣也。

附十绝

一、气短——目视亭亭无精光——心绝也。

二、鼻虚张——气短——肺绝也。

三、面青——目视人不直——数泪出——肝绝也。

四、面黑睛黄——素汗流——肾绝也。

五、泄涎唾——时时妄语——脾绝也。

六、爪青恶骂不休——胆绝也。

七、背脊酸痛——腰重反覆难——骨绝也。

八、面无精光——头目自弦——血绝也。

九、舌卷缩如红丹——咽唾不得——足踝小肿——

肉绝也。

十、发直如麻，汗出不止——肠绝也。

以上皆虚劳不治之症也。